《健康北京》栏目开播以来，一直得到中国医药卫生事业发展基金会的大力支持。现在栏目组将以往十年的节目精华整理成书，得到了中国医药卫生事业发展基金会的资助，王彦峰理事长为本套丛书欣然作序，谨以此书表达最诚挚的谢意！

北京电视台《健康北京》栏目组

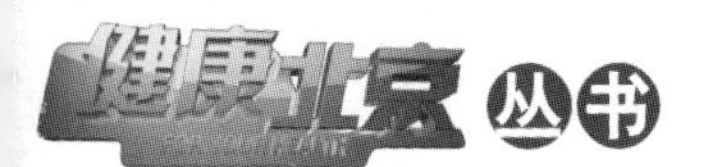

北京电视台《健康北京》栏目组／主编

Chaoyue Aizheng

超越癌症

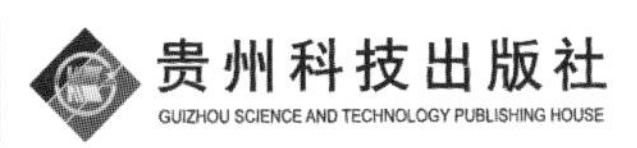

图书在版编目（CIP）数据

超越癌症 / 北京电视台《健康北京》栏目组主编 .—北京：经济管理出版社，2016.1
（健康北京丛书）
ISBN 978-7-5096-3459-2

Ⅰ . ①超… Ⅱ . ①北… Ⅲ . ①癌—防治 Ⅳ . ① R73

中国版本图书馆 CIP 数据核字（2014）第 247749 号

图书在版编目（CIP）数据

超越癌症 / 北京电视台《健康北京》栏目组主编 . — 贵阳 : 贵州科技出版社 , 2016.1
（健康北京丛书）
ISBN 978-7-5532-0346-1

Ⅰ . ①超… Ⅱ . ①北… Ⅲ . ①癌 - 防治 Ⅳ . ① R73

中国版本图书馆 CIP 数据核字 (2014) 第 305631 号

策划编辑：杨雅琳
责任编辑：杨雅琳　马玉丹　胡仕军　熊兴平
责任印制：司东翔
责任校对：超　凡

出版发行：经济管理出版社
（北京市海淀区北蜂窝 8 号中雅大厦 A 座 11 层 100038）
网　　址：www.E-mp.com.cn
电　　话：（010）51915602
印　　刷：北京文昌阁彩色印刷有限责任公司
经　　销：新华书店
开　　本：720mm × 1000mm　/ 16
印　　张：16.25
字　　数：250 千字
版　　次：2016 年 3 月第 1 版　2016 年 3 月第 1 次印刷
书　　号：ISNB 978-7-5096-3459-2
定　　价：58.00 元

健康北京丛书编委会

专家介绍

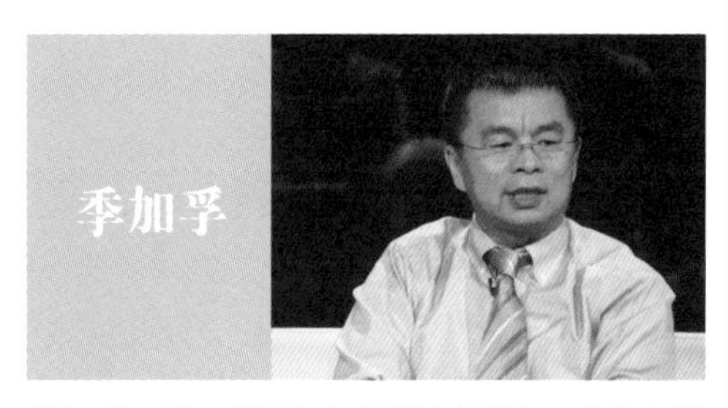

季加孚，男，现任北京大学肿瘤医院、北京大学临床肿瘤学院院长，北京市肿瘤防治研究所所长，教育部恶性肿瘤发病机制及转化重点实验室主任。教授，主任医师，博士生导师。现任中国抗癌协会副理事长；中国医药生物技术协会副理事长；中华医学会外科学分会全国委员、胃肠专业委员会副主任委员；中国抗癌协会胃癌专业委员会主任委员、肿瘤医院（研究所）管理委员会候任主任委员；中国医师协会外科医师分会肿瘤外科医师委员会主任委员。是美国外科学院会员（FACS）、国际胃癌协会（IGCA）常委、亚洲外科学会（ASA）常委、国际外科医师暨胃肠道医师协会（IASGO）学术委员会委员、欧洲IASGO学院外科学客座教授。同时兼任 *Chinese Journal of Cancer Research* 执行主编；*Translational Gastrointestinal Cancer* 主编及多家国内外期刊的编委。民盟中央委员、民盟北大医学部主委，第十届、第十一届、第十二届北京市政协委员，北京市政协常委。曾获第十五届吴阶平—保罗·杨森医学医药奖、中国抗癌协会科技奖一等奖、华夏医学科技奖、北京市科学技术进步三等奖、科技部优秀论文奖等奖励，以及北京市总工会经济技术创新标兵、中国抗癌协会先进工作者、全国优秀科普院长等荣誉称号。

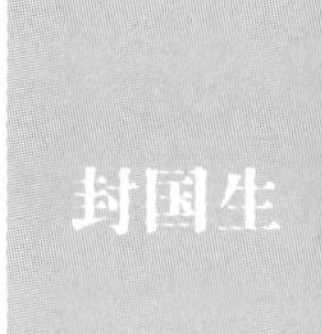

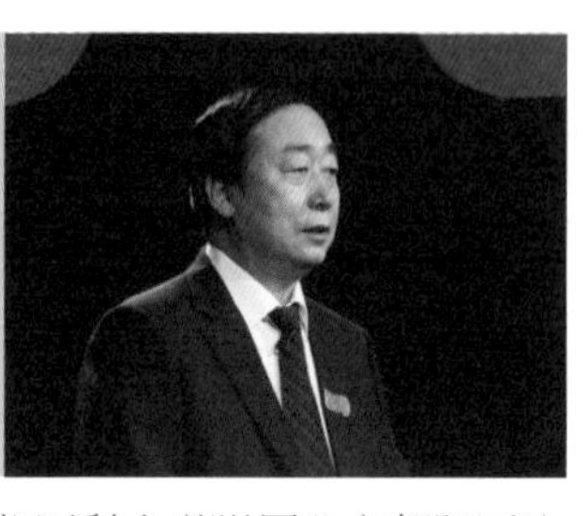

封国生，男，首都医科大学附属北京朝阳医院理事长，党委书记，主任医师，教授。从事临床和管理工作近30年，发表论文60余篇，主编《肿瘤外科学》、《肝癌防治新观念》和《临床肿瘤理论与实践》3部专著，参编著作5部，获省部级科技进步三等奖4项。先后获中国医院协会“抗击非典优秀医院管理工作者”、“全国优秀医院院长”和中国医院协会职工医院管理分会“全国优秀职工医院院长”等称号。

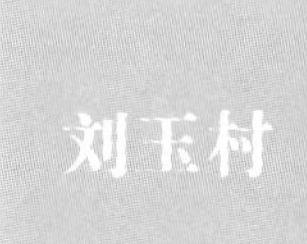

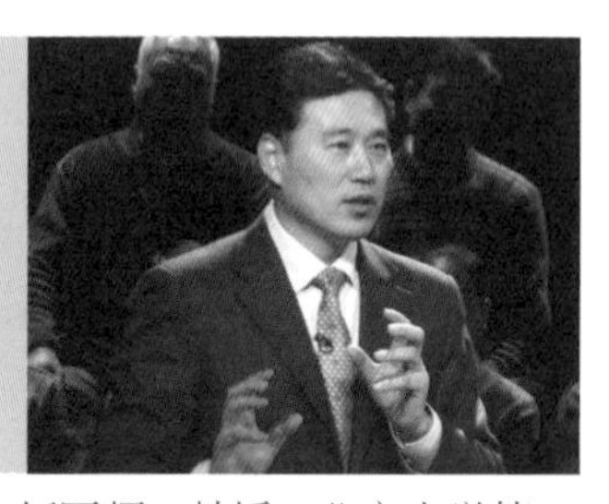

刘玉村，男，主任医师，教授，北京大学第一医院院长。目前担任国家卫生标准委员会医院感染控制标准专业委员会主任委员、教育部高等学校教学指导委员会临床医学类专业教学指导委员会委员、中国研究型医院学会副会长、中国医院协会医院文化专业委员会副主任委员、中华医学会外科学分会外科感染与重症医学学组副组长、《中华医学教育杂志》副主编、《中华普通外科杂志》副主编，并担任多家核心期刊编委职务。发表临床及基础方面科研论文30余篇，教材专著7部。凭着对普外科学的热爱，始终如一坚持在临床一线工作，对胃肠外科及外科危重症进行深入的临床和基础研究。对胃癌根治手术颇有造诣，擅长低位保肛手术治疗低位直肠癌，共同领导胃肠外科完成盆腔脏器联合切除治疗局部进展期直肠癌和复发直肠癌，在该领域国际领先。还进行了预防性应用抗菌药物在结直肠手术中预防感染应用价值的研究，对外科院内感染常见病原菌（大肠杆菌、肺炎克雷伯菌和非发酵革兰阴性杆菌）对抗菌药物耐药性、耐药性分子机理进行研究。承担科技部863高技术研究计划项目“抗感染新药临床试验关键技术及平台研究”项目。

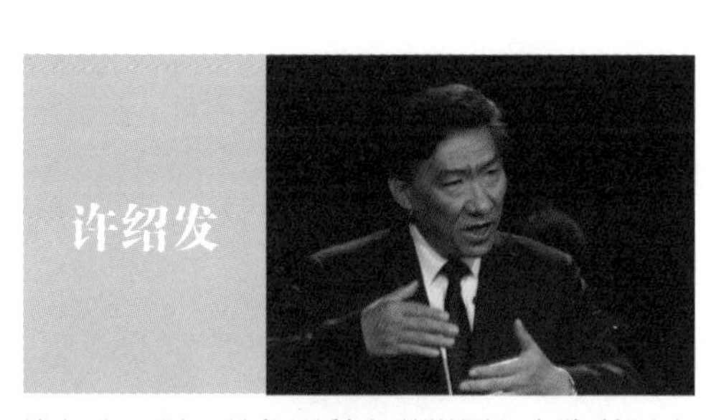

许绍发，男，首都医科大学附属北京胸科医院院长、北京市结核病胸部肿瘤研究所所长、中国疾病预防控制中心结核病防治临床中心主任。胸外科主任医师，博士，教授，硕士博士研究生导师。兼任中华医学会结核病学分会主任委员、中国防痨协会副理事长、北京抗癌协会副理事长兼秘书长等。组建了全国结核病专科医院联盟并担任主任委员，组建了全国结核病临床实验合作中心并担任合作中心主任，建立全国结核病远程会诊平台服务全国。1983年毕业于北京医学院后在本医院胸外科工作，从事临床、科研、教学30余年，从事医院管理20年。擅长胸部肿瘤特别是肺癌、纵隔肿瘤、食管癌等及难治性肺结核的诊断及外科治疗。主持完成胸外科各类手术5000余例，在胸外科重症、复杂疑难病的诊断和综合治疗方面经验丰富，在胸部肿瘤扩大胸外科手术适应症方面有突出成果和临床推广。隆突切除重建；上腔静脉切除、双侧无名静脉切除血管成型术；肺癌侵犯食管行肺切除同时并食管根治性切除术；左心房部分切除成型；胸部巨大肿瘤切除术；气管超限度切除呼吸道重建等在该领域居国内外领先和国际先进水平。多项技术在全国推广应用。作为课题负责人主持国家“十一五”、“十二五”科技重大专项，主持北京市十大疾病攻关项目等。

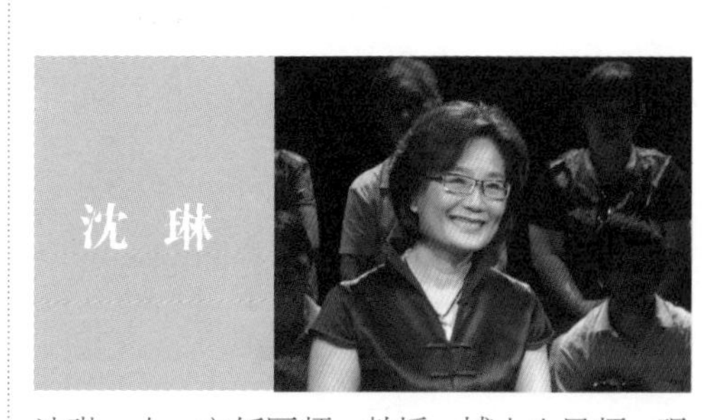

沈琳，女，主任医师，教授，博士生导师。现任北京大学肿瘤医院副院长及消化肿瘤内科主任、北京市肿瘤防治研究所副所长。专业方向为消化系统肿瘤的诊断与治疗，特别是胃肠道肿瘤的综合治疗与个体化治疗，是我国胃肠道肿瘤多学科综合治疗（MDT）的发起人、倡导者和推广者，是北京肿瘤医院MDT的主导者。在国内消化系统肿瘤领域享有盛誉，对胃肠道肿瘤术前分期、治疗决策、术后治疗等领域极具经验，对食管癌、胃肠间质瘤、神经内分泌肿瘤及胰腺癌等也有非常丰富的经验。在多个学术团体中历任重要职务：历任中国抗癌协会胃癌专业委员会副主任委员兼秘书长，中国老年学学会老年肿瘤专业委员会执行委员会常务委员兼副秘书长，中国女医师协会临床肿瘤学专家委员会副主任委员，中国抗癌协会大肠癌专业委员会常务委员，中国抗癌协会化疗专业委员会委员，CSCO血管靶向治疗专家委员会副主任委员，CSCO胃肠间质瘤专家委员会（临床研究协作组）组长，中国胃肠道肿瘤临床试验协作组（CGOG）执行主席等。以第一作者或通讯作者发表学术论文80余篇，其中SCI论文30余篇。作为副主编编写专著《消化道恶性肿瘤化学治疗》，作为编委参与编写专著9部。在多家学术期刊担任副主编、编委或审稿专家。

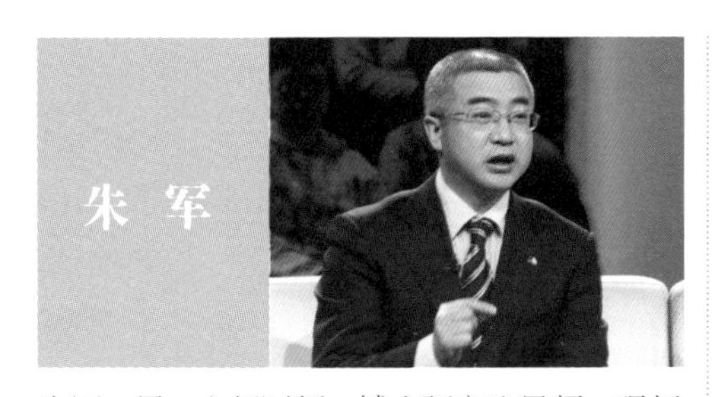

朱军，男，主任医师，博士研究生导师。现任北京大学肿瘤医院党委书记，大内科主任。1984年毕业于第三军医大学临床医学系，获医学学士学位，后在解放军总医院(301医院)血液科从事血液病临床诊治和骨髓移植工作。1994～1997年在以色列耶路撒冷希伯莱大学哈达萨医学中心骨髓移植科工作及攻读博士学位。1998年起就职于北京大学肿瘤医院淋巴瘤科，专业从事淋巴瘤诊断与治疗，以及自体干细胞移植。现任职医院党委书记、大内科主任、淋巴瘤科主任。学术兼职中国抗癌协会淋巴瘤专业委员会副主任委员、中国抗癌协会CSCO专业委员会执委会委员。

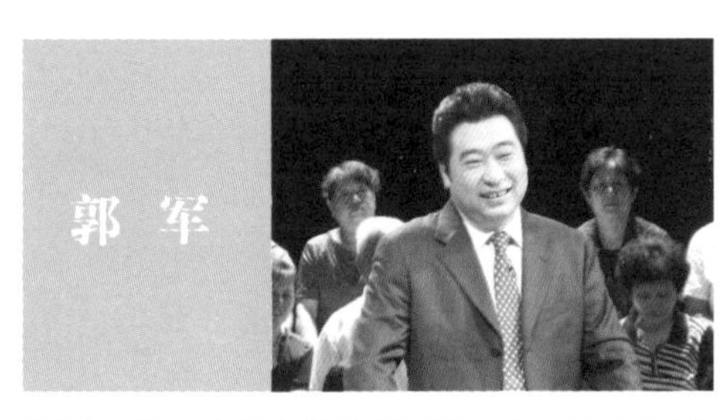

郭军，男，北京大学肿瘤医院、北京大学临床肿瘤学院副院长，肾癌黑色素瘤内科主任，主任医师，教授，博士生导师，北京市肿瘤防治研究所副所长。1966年11月出生，毕业于第四军医大学。中国临床肿瘤协会（CSCO）学委会委员，中国临床肿瘤协会（CSCO）黑色素瘤专家委员会主任委员，中国临床肿瘤协会（CSCO）肾癌专家委员会主任委员，中国抗癌协会肾癌专业委员会常务委员，中国抗癌协会泌尿肿瘤分会常务委员。国际黑色素瘤专家委员会GMTF（Golbal Melanoma Task Force）委员，国际黑色素瘤研究联盟（Society for Melanoma Research）亚太地区主席，黑色素瘤国际基金会(MIF)海外咨询顾问。《NCCN肾癌诊治指南（中国版）》组长，《中国黑色素瘤诊治指南》编写组组长。国家教育部“新世纪优秀人才支持计划”入选者，北京市“十百千”卫生优秀人才基金获得者。多家期刊特约审稿专家，国家自然科学基金评审专家。在国际著名医学杂志上发表论著20余篇。作为项目负责人，承担国家自然科学基金及北京市科委等多项基金课题。

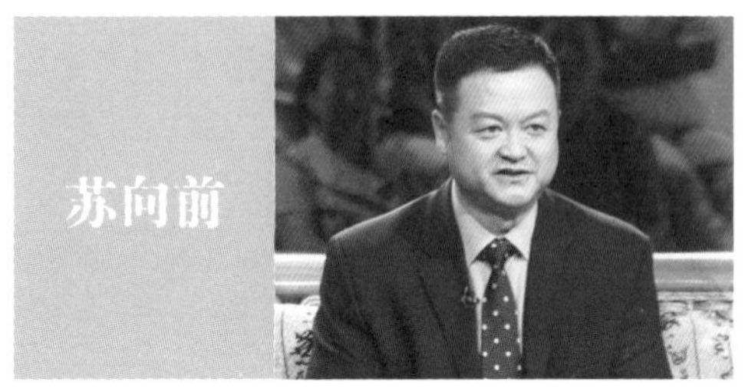

苏向前，男，教授，主任医师，博士生导师。现任北京大学肿瘤医院副院长，北京市肿瘤防治研究所副所长，胃肠肿瘤微创外科主任。国内著名胃肠外科学专家，长期从事胃肠肿瘤外科临床及研究工作。作为学科带头人，在国内肿瘤专科医院率先应用腹腔镜微创开展胃肠肿瘤根治手术，组建了全国肿瘤专科医院第一个胃肠肿瘤微创外科。长期从事胃肠肿瘤的临床及科研工作。作为课题负责人承担了多项国家级、省部级科研项目。在临床研究方面，近年来，以胃肠肿瘤腹腔镜微创外科治疗问题为中心，在北京市医院管理局临床技术创新项目、首都临床特色应用研究基金、首都医学发展科研基金资助下主持了多项研究课题。牵头并参与国内外相关临床试验（CLASSIC研究、RESOLVE研究等）。在基础研究方面围绕胃肠肿瘤发生的分子机制，Nomogram肿瘤预测模型，胃肠肿瘤分子标志物的鉴定与临床意义等开展了一系列研究工作，相关研究工作获得国家自然科学基金项目资助。作为项目负责人主持胃肠肿瘤临床及基础科研项目5项，其中国家级1项，省部级3项。国家自然科学基金评审专家库专家、国家科技奖励评审专家库专家、北京市自然科学基金评审专家库专家、科技部“创新人才推进计划”评议专家、北京市卫生系列高级专业技术职务任职资格评审专家库专家、北京市海淀区医疗事故鉴定专家库专家、内蒙古科学技术奖励评审委员、军队后勤科技装备评价专家库专家。近年来，在国内外学术期刊发表论文30余篇，编写学术著作3部。

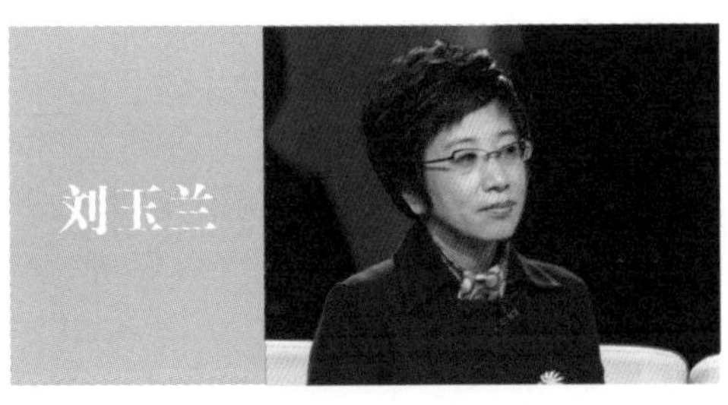

刘玉兰，女，主任医师，教授，消化科主任，北京大学人民医院科研副院长，肝病研究所副所长。现任北京大学人民医院消化科主任，肝病研究所副所长，博士研究生导师。中华医学会消化学分会常委兼秘书长，北京市消化学会及内镜学会副主任委员，中华消化学会肝胆疾病协作组组长，北京市医疗事故专家小组成员及国家自然基金评审委员等。从事消化科疾病的临床工作20余年，在消化疾病疑难杂症的诊治及内镜诊疗方面具有丰富的经验。主要工作如下：①食管疾病：反流性食管炎、贲门失弛缓和各种原因食管狭窄的内镜下治疗，如食管球囊扩张，探条扩张、食管支架置入；②各种慢性肝病的诊治与研究：肝硬化、酒精性肝病、脂肪肝等；③胃肠道疾病，尤其是溃疡性结肠炎的治疗与研究；④内镜下切除各种胃肠道息肉及早期胃癌、结肠癌。

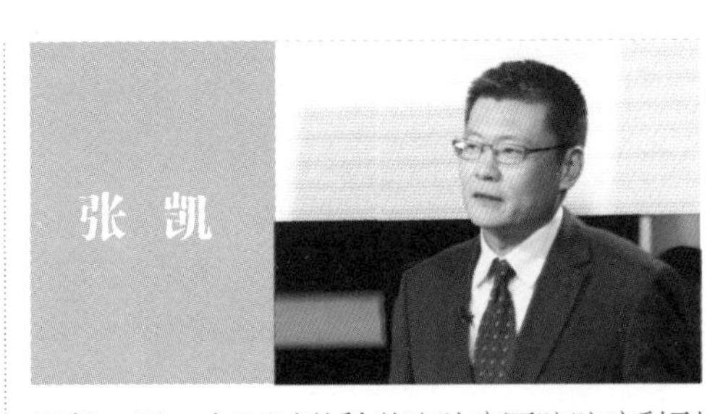

张凯，男，中国医学科学院肿瘤医院防癌科副主任，肿瘤外科副主任医师。协和医大肿瘤学硕士。从事肿瘤临床工作16年，对肿瘤的诊疗有较丰富的实践经验，擅长腔镜手术。近五年来致力于肿瘤的预防早诊筛查工作，是国家重大医改及公共卫生专项——国家卫生计生委“城市癌症早诊早治项目”项目组副组长。《预防肿瘤学》编者。应邀参加多家电视台和知名健康网站的健康宣教栏目，长期在主流公共报刊杂志发表防癌科普文章及专访。

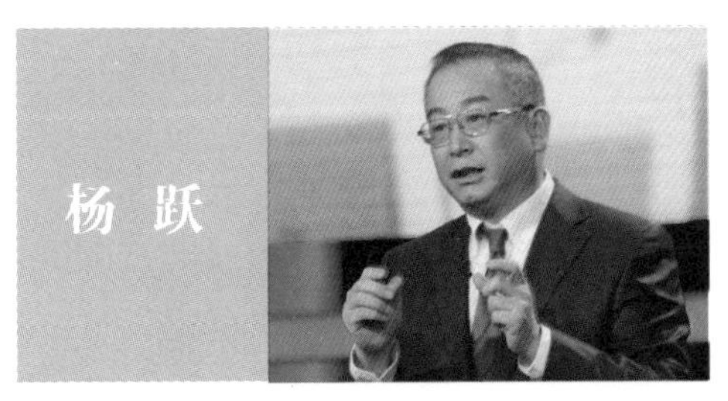

杨跃，男，主任医师，博士研究生导师，科主任，院党委副书记。2006年起至今担任北京大学肿瘤医院胸外二科主任，所领导的科室连年获得年度医疗质量奖等多个奖项。现任北京大学胸外科学系副主任，兼任北京大学肿瘤医院党委副书记。2012年进入北京市“十百千”卫生人才“十”层次。曾主持国家省部级多项课题。现以主要负责人主持“985工程”临床合作专项，“十二五”课题子课题项目的前瞻探索性临床研究，国家863课题等项目的实施。研究领域主要涉及肺癌的诊断与治疗及与肺癌相关的分子机制研究，在*J.Boil.Chem.*,*Mol Cell Biol.*, *PloS ONE*,*Eur J. Cardiothorac Surg.* 等国际及国内核心刊物发表论文40余篇，作为主编出版《肺癌标准化手术图谱》，参与编写或翻译《肿瘤微创治疗技术》、《胸外科学》、《癌症的分子基础》等多部肿瘤相关专著。多次参与CCTV、BTV等多家电视台关于肺癌预防及治疗的节目录播。目前学术兼职包括北京胸外科学会副主任委员、北京胸外科学会肺癌专业学组副组长、中华胸心血管外科学会肺癌外科专业学组委员、中国抗癌协会肿瘤介入学专业委员会委员等。

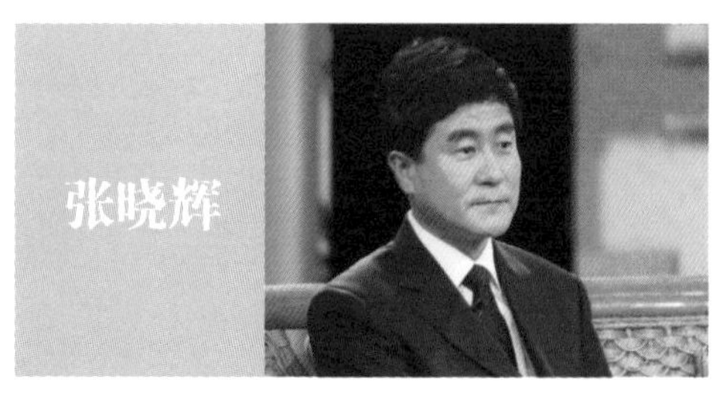

张晓辉，男，北京大学人民医院血研所主任医师，教授。同济医科大学获得临床血液学博士学位，博士生导师。从事造血干细胞移植以及出凝血疾患的临床工作。研究方向：异基因造血干细胞移植以及出凝血疾患的研究。承担国家科技支撑计划，国家自然科学基金以及北京市多项研究课题；获省级科技进步二等奖2项；获卫生部青年岗位能手称号；发表研究学术论文80余篇，译著1部，参编血液病专著2部。

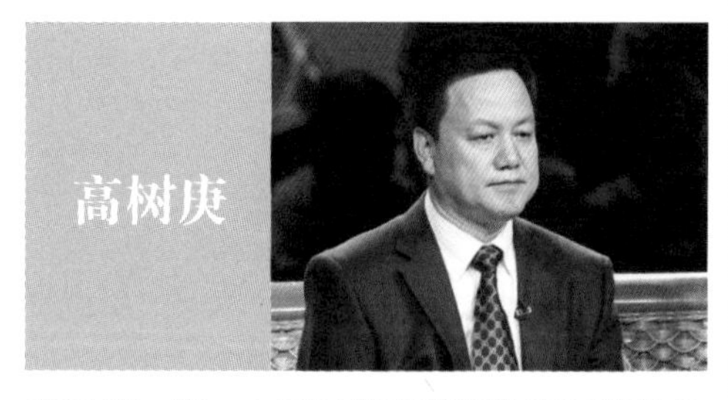

高树庚，男，中国医学科学院肿瘤医院胸外科主任，主任医师，教授。从事胸部肿瘤外科工作20年，具有扎实的理论知识和外科基本功，在肺癌、食管癌、贲门癌等胸部肿瘤的诊断和治疗方面有丰富的临床经验，手术解剖清晰、操作精细娴熟。潜心于研究肺癌早期诊断和以外科为主的综合治疗。发表学术论文10余篇。

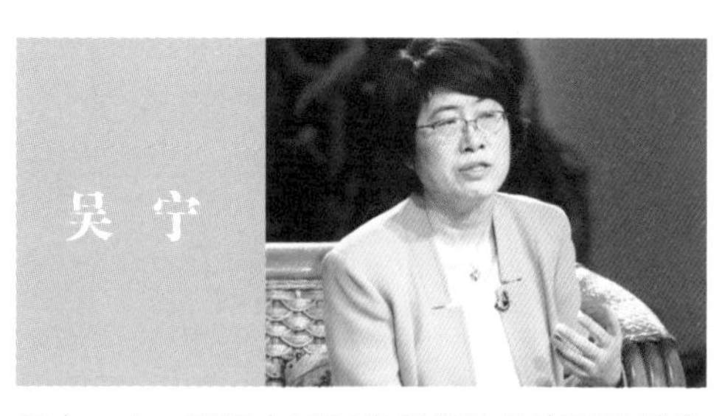

吴宁，女，现任中国医学科学院肿瘤医院影像诊断科副主任，PET-CT中心常务副主任，主任医师，中央保健会诊专家，博士生导师；中国女医师协会医学影像专家（专业）委员会副主任委员，中华放射学会心胸学组副组长，北京放射学分会常委，中华放射学会质量管理与安全管理小组成员，国家卫生计生委癌症早诊早治专家委员会肺癌专家组专家，《中华放射学》、《中国医学影像技术》、《癌症》、《癌症进展》等9个杂志编委，中华医学科技奖评审委员会委员等。1995年1～8月在美国西雅图华盛顿大学医学院放射科进修体部CT，较早（1995年）将双期增强CT扫描技术带回国内并用于肝脏、胰腺等肿瘤诊断。2003年2月至2004年2月在美国康奈尔大学医学院放射科胸部影像和世界著名的肺癌早期行动计划项目（The International Early Lung Cancer Action Program，I-ELCAP）研修，从事低剂量肺癌筛查和肺结节方面的研究工作，回国后致力于开展规范化的早期肺癌筛查。从事肿瘤影像诊断工作32年，2006年起PET-CT亦为临床工作重点之一，着力于培养PET-CT的复合型诊断人才，运用综合影像诊断手段，提高PET-CT

诊断和肿瘤疗效评价的准确性。作为课题负责人或主要参加者，在研国家级、省部级和国际合作课题6项，主要涉及肺癌的筛查与早期诊断，肺结节的计算机辅助诊断，肺癌的功能与分子影像学。在国内外学术期刊发表论文100余篇，主编、主译和副主编专著各1部，参加10余部专著的撰写。临床专业特长：肿瘤的综合影像诊断，尤其擅长胸部肿瘤影像诊断、肿瘤的PET-CT。研究方向：①肺癌筛查与早诊；②功能与分子影像用于肺癌的疗效评估和预后判断。

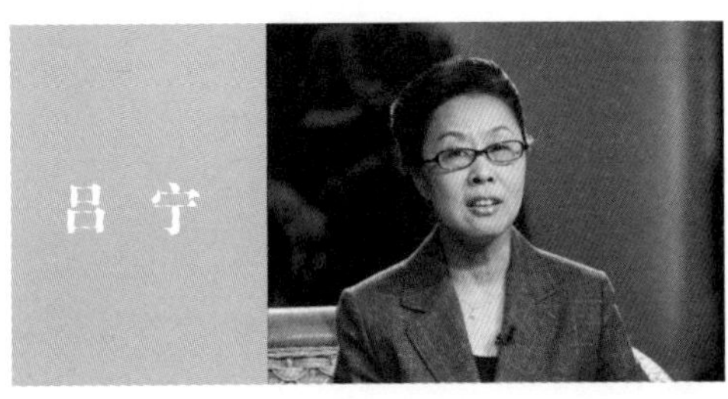

吕宁，女，中国医学科学院肿瘤医院病理科主任，主任医师，教授，博士研究生导师。主要从事肿瘤诊断病理学临床工作，擅长淋巴瘤、食管癌及头颈肿瘤病理诊断。承担多项科研项目，2003年获国家自然科学基金资助，参与研究项目获1996年卫生部科技进步二等奖、1998年国家“八五”科技攻关重大科技成就奖，现任院所学术委员会委员；中华医学会北京病理学会委员；中国医师协会病理科医师分会委员；主持和参与多项国家级和国际合作科研项目并曾获奖。2006年被授予协和医大优秀教师称号；2007年被评为院所医德标兵；2008年被评为院所优秀党员；2008年被授予院所杰出贡献奖。发表论文30余篇，主译专著1部，参编专著2部。

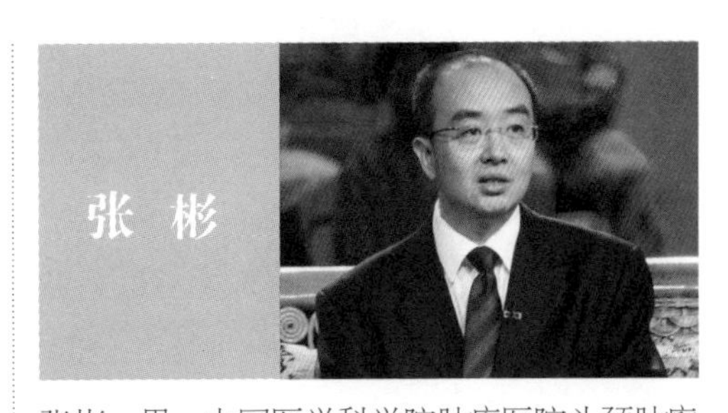

张彬，男，中国医学科学院肿瘤医院头颈肿瘤外科主任医师。博士生导师。对甲状腺癌，喉癌，下咽癌，口腔癌，腮腺肿瘤，颌骨肿瘤，鼻腔癌，上颌窦癌，面部皮肤癌及其他头颈部软组织等肿瘤的外科治疗积累了丰富的经验，主刀手术超过5000例。特长是在根治上述肿瘤的同时，运用整形外科技术，保证手术后患者的正常外观和功能，达到保留患者生存质量的目的。还可同期应用显微外科组织瓣移植技术，修复和再造因肿瘤切除的舌、上下颌骨、咽及食道等器官缺损，恢复了患者进食、说话功能和外观。作为课题负责人科研课题8项，包括国家自然科学基金1项。以第一作者或通讯作者发表在国内外重要杂志论文有60余篇，其中SCI收录5篇。以第一获奖人获得各种专业奖励14次，包括2005年北京市科学技术进步三等奖和2007年中华医学会奖三等奖等。参加论著编写4部，参加各种学术会议并发言40余次，其中国际学术会议发言4次，国内大会发言20余次等。为全国各地国家/省级继续教育项目授课达30余次。担任多家核心期刊编委。中国协和医科大学研究生院博士生导师。美国头颈外科协会(AHNS)会员，中国抗癌协会头颈专业委员会常委，中国临床肿瘤学会(CSCO)甲状腺癌专家委员，北京市口腔医学会口腔颌面外科专业委员会委员；社会兼职包括北京市朝阳区政协委员，北京朝阳区医疗事故鉴定专家，中国残疾人康复协会无喉者康复专业委员会委员。

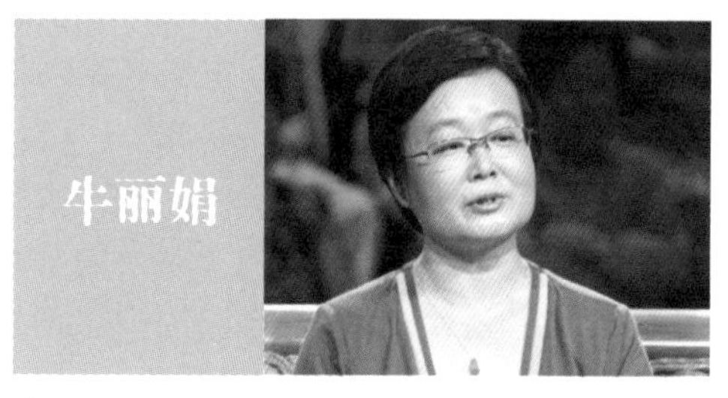

牛丽娟，女，中国医学科学院肿瘤医院影像诊断科主任医师，1989 年毕业于山东医科大学，熟练掌握常规 X 线、CT、MRI 及超声等影像诊断技术，积累了丰富的影像诊断经验。日常主要从事超声诊断、超声引导下穿刺活检及超声介入治疗，擅长对头颈肿瘤的超声诊断和介入治疗。已发表论文数篇，并多次参与论著的编写工作。

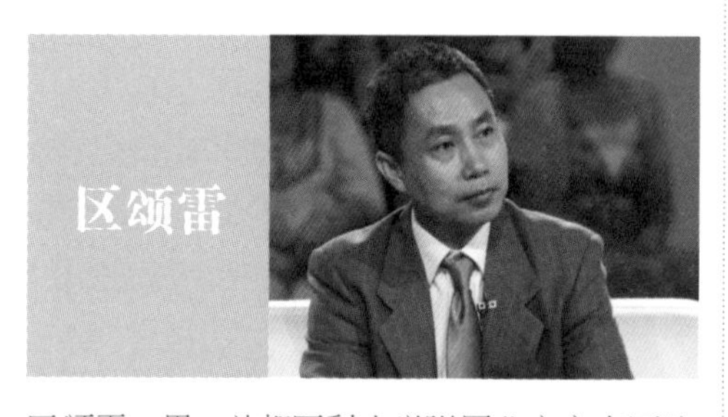

区颂雷，男，首都医科大学附属北京安贞医院胸外科主任，主任医师，教授。首都医科大学肺癌诊疗中心副主任，中国医师协会胸外科专业委员会委员，北京医学会胸外科专业委员会委员和北京医学会器官移植专业委员会委员，《中华胸心血管外科杂志》和《心肺血管杂志》编委。1987 年毕业于北京医科大学，1999 ～ 2000 年在美国匹兹堡医学中心进修，2004 年获首都医科大学硕士学位，擅长肺癌手术及综合治疗，胸腔镜手术，纵膈肿瘤和食管癌，胸壁畸形，肺移植。

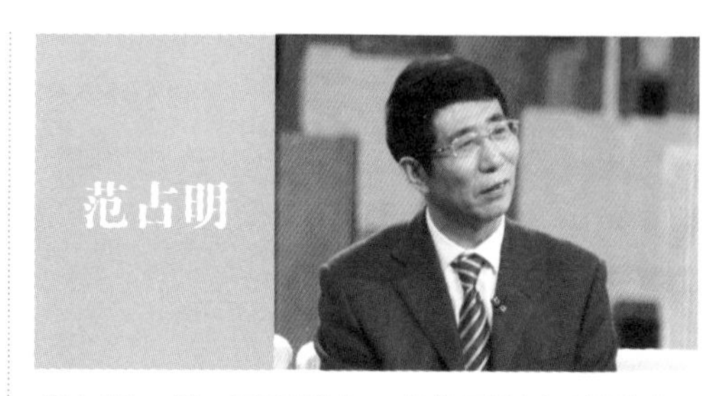

范占明，男，医学博士，首都医科大学附属北京安贞医院医学影像科主任，主任医师，教授，博士研究生导师。国内率先开展了无创伤性非增强体部磁共振血管成像的临床应用研究，包括主动脉夹层、主动脉瘤、周围血管疾病和静脉系统疾病，该项成果获得 1998 年部级科学进步二等奖。目前主要研究方向为 MRI 和 MDCT 对冠心病、主动脉疾病、周围血管疾病和静脉系统疾病等无创伤性影像学研究，包括冠心病和心肌病 MRI、急性胸痛综合征、急性主动脉综合征和主动脉疾病“一站式”检查、大血管疾病血流动力学等研究。心血管疾病介入治疗主要开展包括先天性心脏病封堵术、主动脉疾病腔内隔绝术、肾动脉狭窄支架成形术和下肢动脉成形术等。2003 年至今已独立完成主动脉疾病腔内隔绝术 500 余例。共发表科学论文 100 余篇，其中英文论文（SCI 文章）10 余篇。培养医学影像诊断和介入放射学研究生和进修生 100 余人。

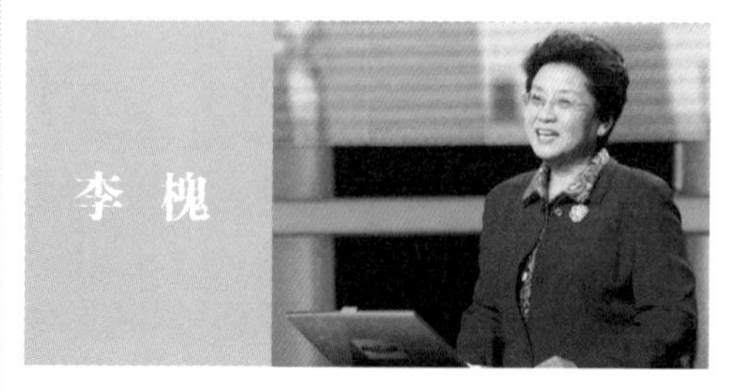

李槐，女，主任医师，二级教授，硕士生导师，中央保健会诊专家。现任中国医学科学院肿瘤医院防癌体检中心主任，影像诊断科副主任，分管介入治疗病房工作。 目前从事肿瘤介入治疗领域的临床工作和研究，是国内肿瘤介入治疗领域知名专家。擅长各种肿瘤、疑难病症的介入治疗，尤其在肝癌、肝转移瘤、胰腺癌等常见肿瘤、难治肿瘤的介入治疗方面有很深的造诣。同时还对肿瘤的常规X线、超声、CT、MRI及血管造影等影像诊断及鉴别诊断具有丰富的经验。现担任中央保健委员会第四届中央保健会诊专家，中华放射学会肿瘤介入专业委员会副主任委员，中国抗癌协会临床肿瘤学协作专业委员会(CSCO)执委，中国抗癌协会临床肿瘤学协作专业委员会(CSCO)抗肿瘤药物安全管理专家委员会委员，中国老年学学会老年肿瘤专业委员会（CGOS）执委，中国老年学学会老年肿瘤专业委员会（CGOS）微创分委员会副主任委员，中国抗癌协会介入治疗专业委员会常委，中国人民解放军总医院特聘专家，中华冷冻治疗学会第一届理事会理事，全国医师定期考核介入放射专业编辑委员会委员，北京健康科普专家，北京市朝阳区医学委员会医疗技术鉴定专家等。现为《中华肝脏病杂志》特约审稿专家，《当代医学（中国介入放射学）》副主编，多家期刊编委。

孙 强

孙强，男，教授，中国医学科学院北京协和医院乳腺外科主任、主任医师，博士研究生导师，中国老年肿瘤学会乳腺癌分委会主任委员，北京医师协会乳腺疾病专家委员会副主任委员，中国微循环学会常务理事，中华医学会外科内分泌乳腺学组委员，中国抗癌协会乳腺癌专业委员会委员，毕业于上海医科大学、中国协和医科大学研究生院，曾赴美国霍金斯大学进修。从1988年起专业从事乳腺疾病的诊治和研究，对乳腺疾病诊治有丰富经验，累计主刀乳腺癌手术5000余例，近年来每年乳腺癌手术量超过500例，改进了手术方法，基本可在20分钟内完成乳腺癌改良根治术；擅长采用隐秘切口进行乳腺癌的保乳手术，并自创了环乳晕切口的保乳手术，大大提高了保乳的美容效果。一贯倡导重视乳腺癌的早期诊断和宣教工作，90年代初在国内率先开展了X线与B超定位临床不可触及乳腺病变活检手术，大大提高了乳腺疾病的诊断治疗水平。主持和承担多项国家重点科技项目，已经完成国家“十一五”支撑项目“基于社区的乳腺癌筛查方案的比较与评价”、北京市科委科技计划重大项目“乳腺癌筛查的技术方案和诊断规范化流程的建立”、“隐匿性乳腺癌的诊断和治疗”、“乳腺肿瘤影像学诊断”、“从基因水平研究中国妇女乳腺癌的易感性”、“人类重要功能基因编码蛋白质研究及重大疾病遗传资源的收集”中乳腺癌遗传资源的大规模收集和“家族性乳腺癌的遗传资源收集”等多项乳腺癌相关课题，目前正在主持承担“十二五”“建立适合中国国情的乳腺癌筛查模式”等多项有关乳腺癌研究的课题。

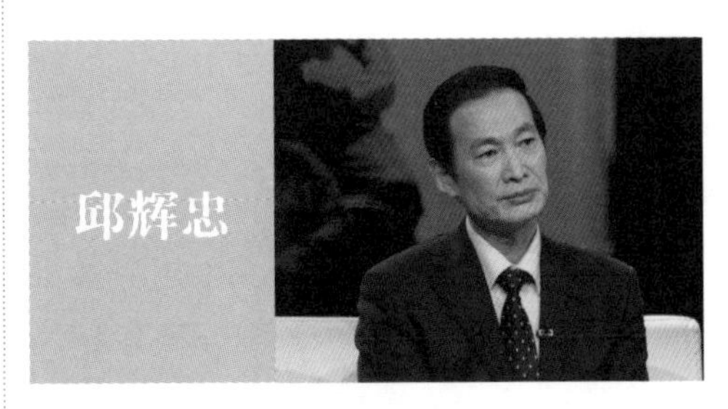

邱辉忠，男，中国医学科学院，中国协和医科大学，北京协和医院基本外科主任医师，外科学教授，原北京协和医院基本外科主任，硕士研究生导师，学士。擅长胃肠肿瘤，尤其是结直肠肿瘤的诊断和外科手术治疗。从20世纪90年代起工作和研究的重点倾向于胃肠肿瘤，尤其是结直肠肿瘤的诊断和手术治疗。90年代初，在国内首先研究开展经肛门括约肌径路的直肠手术，即Mason手术，并创造性地将此技术成功应用于直肠阴道瘘的治疗，至今已积累了约200余例的手术经验，其手术例数已超过Mason本人。接着又在国内较早开展了直肠癌术中结直肠的双吻合技术，其后又相继开展了经腹直肠癌切除经肛门结肠—肛管吻合术的应用研究、生物降解环在肠吻合术中的应用研究，经盲肠置管造口预防直肠癌术后吻合口漏的应用研究，直肠癌新辅助治疗的应用研究，经肛门内经显微手术即TEM的应用研究，经前会阴超低位直肠前切除保留肛门括约肌的应用研究，近10年来又潜心研究腹腔镜和机器人在结直肠手术中的应用研究。从医将近40年在国内外各种医学杂志上发表学术论文140余篇，主编国内唯一一本有关经肛门内镜显微手术的著作1部，参编著作5部。荣获北京协和医院科研和医疗成果奖十余项。现兼任中华医学会外科分会结直肠肛门病学组委员，中国医师协会外科医师分会结直肠委员会常务委员，中国医师学会外科医师分会肛肠专业委员会名誉主任，中华外科杂志编委，中华胃肠外科杂志编委，中华普通外科杂志编委，国际外科杂志编委，中国肛肠病杂志编委，癌症进展杂志编委，中华普外科手术学杂志和中华现代外科杂志常务编委。

陈克能

陈克能，男，北京大学肿瘤医院胸外一科主任，主任医师，教授。硕士、博士生导师，RCSF。中国抗癌学会食管癌专业委员会副主任委员，中国医师协会胸外科分会常务委员兼总干事长，北京市胸外科学会常务委员兼副秘书长，食管学组副组长。一直从事外科临床工作，长期致力于胸部肿瘤以外科为主的综合治疗：①推广肺癌的多学科综合治疗理念与多学科团队建设；②微创肺癌外科；③食管癌新辅助化疗、放疗后的手术治疗；④推广改善生活质量的“管状胃”的研究。此外，在胸部肿瘤围治疗期肠内营养支持、围治疗期抗血栓治疗及快速康复胸外科的研究与实践中积累了大量经验。擅长于胸部肿瘤，尤其是食道癌的治疗。对胸部肿瘤的诊治有较深厚的功底，独立完成各式食管癌根治术，肺癌各式肺切除术共约1000例。掌握胸部外科的特殊技术，如结肠代食管术，支气管隆突切除成形术，食管内翻拔脱术，上消化道有手术史的食管贲门癌的再手术治疗，以第二原发癌出现的食管癌的手术治疗，复发性肺癌的再手术。学术任职：美国胸心外科学会（AATS）委员、中国抗癌学会食管癌专业委员会副主任委员，中国医师协会胸外科分会常务委员兼总干事长，北京市胸外科学会常务委员兼副秘书长，食管学组副组长，中华医学会胸心外科分会食管专业委员会委员、中华医学会肿瘤学会青年委员、北京肿瘤学会委员、中国抗癌协会食管癌专业委员会常委、CSCO骨肉瘤专家委员会委员、北京医师协会胸外科专家委员会委员 。

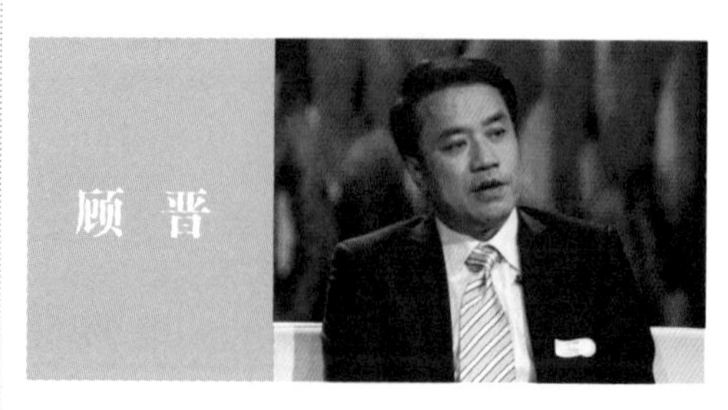

顾晋，男，北京大学首钢医院院长，主任医师，教授，博士生导师。原北京大学肿瘤医院副院

长、结直肠肿瘤外科主任。现任中国抗癌协会副秘书长，中国抗癌协会大肠癌专业委员会候任主任委员，北京医学会肿瘤专业委员会副主任委员，中华外科学会结直肠肛门专业学组副组长；中华医学会外科专业委员会全国委员；担任中外多家杂志编委并担任中华胃肠外科杂志副主编。美国 NCCN 直肠癌中国版专家组成员。国家卫生计生委中国结直肠癌诊疗规范专家组组长。美国外科医院院士，法国国家外科科学院外籍院士。主要从事结直肠癌的临床和基础研究，临床方面对直肠癌保留神经的根治手术，直肠癌全系膜切除手术以及术前新辅助治疗进展期直肠癌等方面积累了较丰富的经验，是目前国内按照国际直肠癌治疗规范开展手术的单位之一。

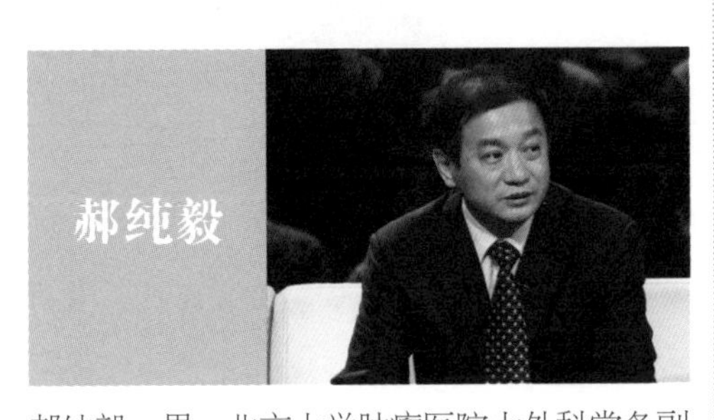

郝纯毅，男，北京大学肿瘤医院大外科常务副主任，肝胆胰外二病区主任，国际合作部主任，主任医师，教授。肿瘤学博士，博士研究生导师。国际外科、胃肠病及肿瘤科医生协会（IASGO）副秘书长、学术委员会委员，中国临床肿瘤学会“CSCO 胰腺癌专家委员会”主任委员、“CSCO 胃肠神经内分泌瘤专家委员会”副主任委员、中国肿瘤微创治疗技术创新战略联盟副主任委员、中国临床肿瘤学会第四届 CSCO 执行委员会委员、中华医学会外科学分会胰腺外科学组委员、中华医学会北京肿瘤专业委员会委员、中国老年学学会老年肿瘤专业委员会执行委员会委员，北京市卫生系统肝胆胰肿瘤外科学科带头人。近年来，在肝门胆管癌和胰腺癌的治疗方面率先开展了一些高难度手术，大大提高了根治性手术的切除率，给更多患者带来了根治肿瘤的希望。另外，还积极倡导大肠癌肝转移新观念、新技术的推广和普及，在我院组织制定了全国第一个大肠癌肝转移多学科协作治疗指南，为该病种的规范化治疗奠定了基础。

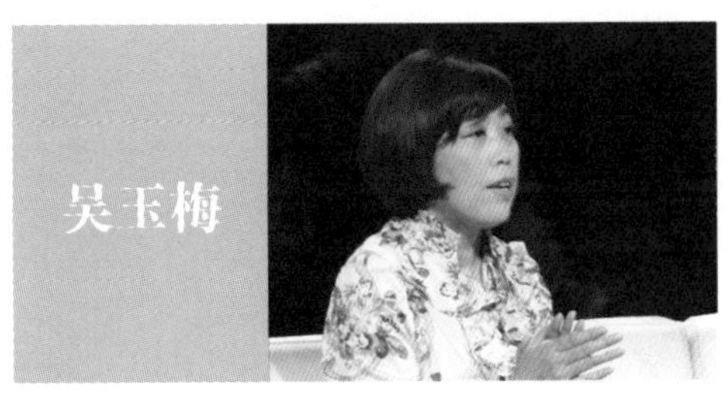

吴玉梅，女，主任医师，教授，博士生导师，首都医科大学附属北京妇产医院妇瘤科主任，主要兼任中华医学会妇科肿瘤学委员会委员、北京医学会妇科肿瘤学会副主委、北京医学会肿瘤学会委员、中国老年肿瘤专业委员会委员、北京抗癌协会理事、中国妇幼保健学会乳腺专业委员会副主委、北京慢病防治管理协会常委、北京市妇联执委等。2010 年被评为北京市先进工作者、三八红旗奖章。致力于妇科肿瘤临床诊治工作 30 余年，擅长各种妇科恶性肿瘤的手术（开腹及腔镜手术）、放疗、化疗及妇科常见病、多发病等诊治，在妇科疑难疾病诊断及妇科危重病人抢救方面有丰富的临床经验。近年来注重肿瘤患者的个体化治疗，在年轻早期妇科肿瘤患者治疗中注重生育功能及卵巢功能的保护研究。现主持国家自然基金、省部级等重大课题多项，发表 SCI 文章及核心期刊文章上百篇。

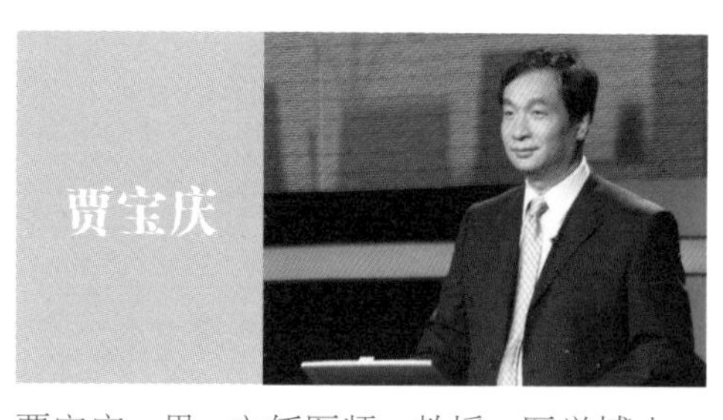

贾宝庆，男，主任医师，教授，医学博士，留美博士后，中国人民解放军总医院肿瘤中心消化道肿瘤联合诊治组组长、肿瘤外一科主任；中华医学会肿瘤学分会胃肠肿瘤学组委员；中华医学会肠外肠内营养分会肿瘤营养学组委员；中国医师协会外科医师分会机器人外科医师分会副主任委员兼秘书长；中国医师协会外科医师分会结直肠外科医师委员会委员；全军结直肠病专业委员会常委兼营养与感染学组副组长；全军普外科专业委员会胃肠学组委员；《医学综述》杂志副主编；《中华腔镜外科杂志》编委。专业方向：胃肠道肿瘤的微创外科和规范化综合治疗。每年开展胃肠道肿瘤手术约500例，包括腹腔镜下机器人及开放的胃癌根治术，结直肠癌根治手术以及结直肠癌肝转移的同期手术切除术。擅长消化道肿瘤的诊断和个体化综合治疗。

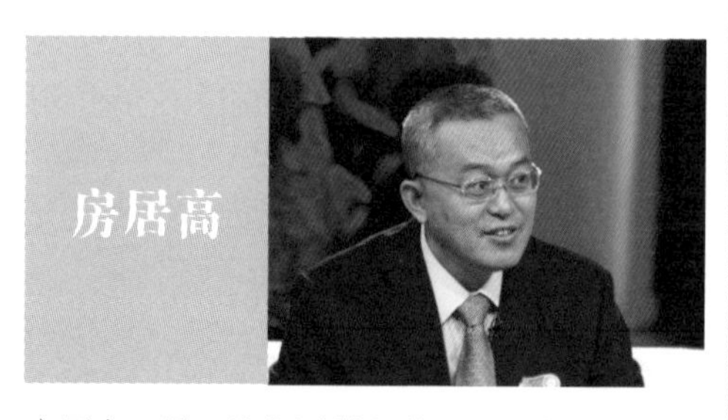

房居高，男，首都医科大学附属北京同仁医院耳鼻咽喉头颈外科副主任兼任头颈外科主任，兼任首都医科大学附属安贞医院耳鼻咽喉头颈外科中心主任，主任医师，教授。医学博士，博士后，博士研究生导师。兼国家卫生计生委肿瘤规范治疗专家委员会专家，中国抗癌协会头颈外科专业委员会常委兼副秘书长，中国残疾人康复协会无喉康复专业委员会委员兼秘书长。担任多家期刊编委。临床研究方向是头颈肿瘤的微创外科手术，甲状腺肿瘤的外科治疗，喉癌喉咽癌的早期治疗和晚期保留喉功能的治疗、鼻腔鼻窦及前中颅底肿瘤的外科治疗、颈胸交界部肿瘤的外科治疗、头颈部肿瘤手术后及外伤后缺损的修复重建，基础研究主要是头颈肿瘤的早期淋巴结及血行转移的监测，头颈肿瘤的基因治疗。

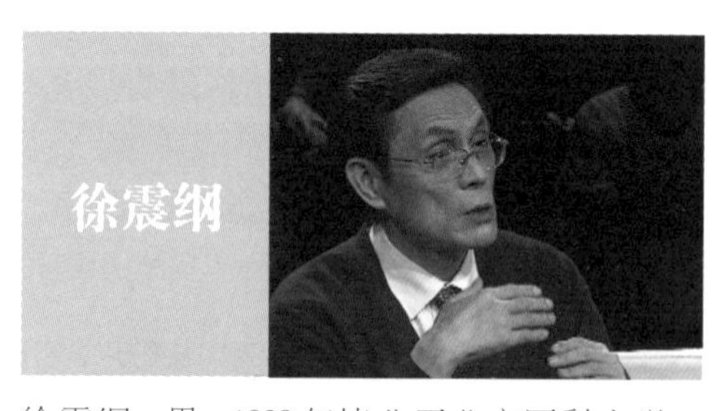

徐震纲，男，1982年毕业于北京医科大学，1989年赴英国Glasgow Canniesburn医院学习访问；2001年赴美国Rosewel Park及MD Anderson肿瘤中心访问交流。1982年12月至1984年12月在北医口腔医院颌面外科任住院医师，1984年12月至今在中国医学科学院肿瘤医院头颈外科历任住院医师（1984～1987年）、主治医师（1987～1993年）、副主任医师（1993～1999年）、主任医师（1999年至今）；1995年起任头颈外科副主任；2006年起任科主任。兼职：中国医师协会外科分会甲状腺专业委员会候任主任委员，北京抗癌协会副理事长，中国抗癌协会头颈外科专业委员会副主任委员，中国医师协会耳鼻咽喉头颈外科分会常务理事。学术专长：从事头颈肿瘤外科临床工30余年，擅长头颈肿瘤外科手术及综合治疗，对各类肿瘤根治性手术、挽救性手术、功能保留性手术、姑息性手术、各种一期修复手术有深入研究。擅长鼻咽癌、口腔癌、头颈肿瘤、鼻咽癌放疗失败后的外科救治。长期从事头颈肿瘤外科临床医疗、教学和科研工作，对头颈部肿瘤的临床特点、诊断、鉴别诊断及治疗方案的选择有较为全面的掌握，尤其是综合治疗方案的应用及头颈肿瘤切除术后缺损的一期修复。获科研成果奖4项，发表论文40余篇，参与撰写专著4部，在中华系列多部期刊担任编委。

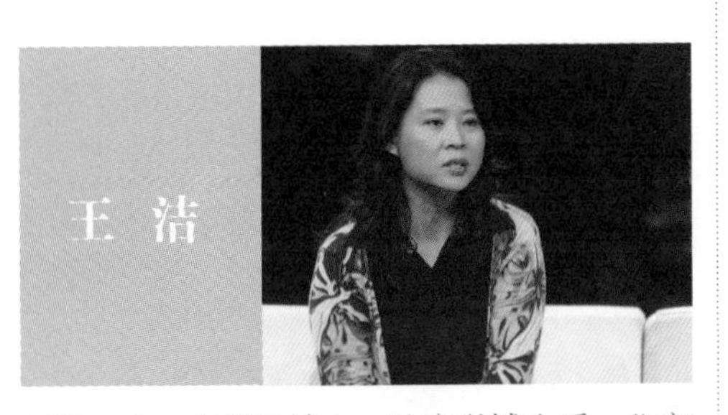

王洁，女，内科学博士，肿瘤学博士后。北京大学肿瘤医院主任医师，教授，博士生导师，胸部肿瘤内科主任。中国抗癌协会肺癌专业委员会常委，CSCO执行委员，中国抗癌协会小细胞肺癌专家委员会及骨肉瘤专家委员会副主任委员。中华结核与呼吸杂志、中国肺癌杂志、*Clin.Lung Cancer*编委。多年来一直致力于肺癌规范化、个体化多学科综合治疗及相关研究。作为课题负责人多次承担国家自然科学基金重点项目、国家863科技支撑项目。为2010年“国家杰出青年基金”获得者。获第七届中国青年女科学家奖。教育部创新团队带头人。在国内外肿瘤核心期刊发表论文百余篇。

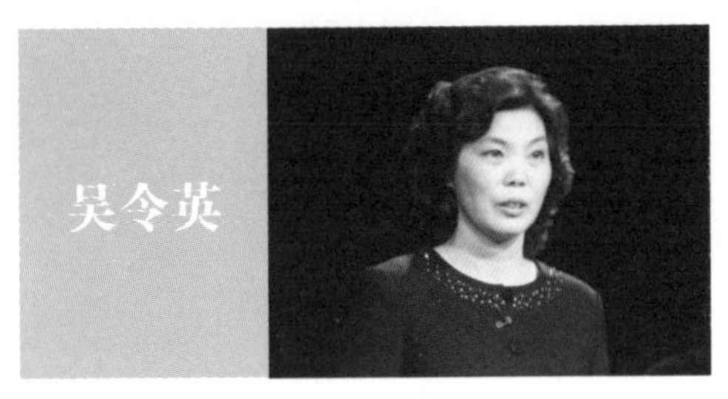

吴令英，女，主任医师，博士生导师，现任中国医学科学院肿瘤医院妇科主任。1984年毕业于湖南医科大学，1995年获协和医科大学博士学位。一直从事妇科肿瘤的临床、科研与教学工作。擅长各类妇科恶性肿瘤的手术、化疗及其综合治疗。担任中华妇产科杂志及多家肿瘤杂志编委，兼任中华医学会妇科肿瘤专业常委，北京分会妇科肿瘤专业委员会副主任委员等。国内外发表论文多篇，主编“应对卵巢癌专家谈”，主译“女性下生殖道肿瘤”，参与多部专著写作。

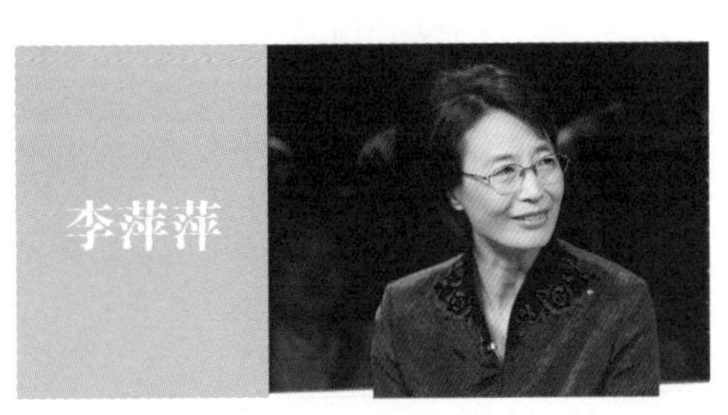

李萍萍，女，北京大学肿瘤医院中西医结合科主任医师，教授，博士生导师。曾任北京大学临床肿瘤学院中西医结合科主任。北京大学肿瘤医院党委书记。中国抗癌协会临床肿瘤学协作专业委员会执委会常委，北京抗癌协会中西医结合专业委员会主任委员，中国抗癌协会肿瘤传统医学专业委员会副主任委员、中国抗癌协会康复与姑息专业委员会副主任委员、世界中医药联合会肿瘤专业委员会副主任委员，北京抗癌协会副理事长，ASCO美国临床肿瘤学会会员等。在本学科领域有较高的学术水平及学术地位。担任数家学术期刊编委及《癌症康复》主编职务。主要从事肿瘤姑息治疗领域和老年肿瘤的中西医结合治疗临床和科研工作。学科特点为中西医结合对肿瘤常见症状的控制，肿瘤患者生存质量与改善预后的临床研究。在临床中积累了较丰富的经验，形成一整套中西医结合治疗肿瘤的系统方法。尤其擅长肺癌、乳腺癌、消化道肿瘤和老年肿瘤的中西医治疗。对中医辨证论治的症状治疗特点和优势建立科学的量化评价方法，提高中医临床疗效的研究水平。先后承担国家自然科学基金、北京市重大科技项目、北京大学985研究课题。连续数年承担北京市自然科学基金和北京市中医局课题；参与国家中医局“九五”、“十五”、“十一五”等临床试验项目。现为第四届北京市和第五届全国老中医专家指导老师。

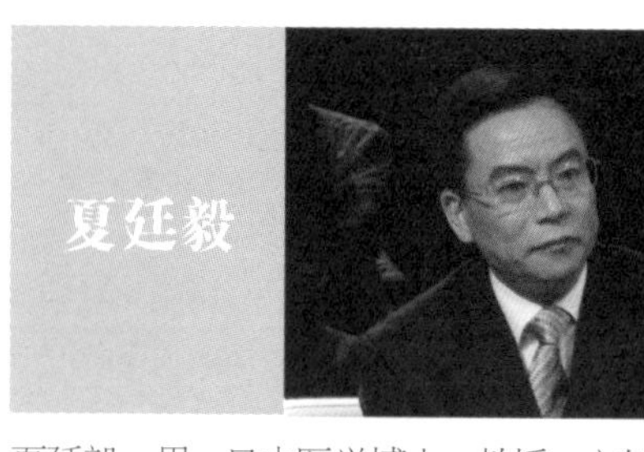

夏廷毅，男，日本医学博士，教授，主任医师，博士生导师。中国人民解放军空军总医院肿瘤医院院长、肿瘤放疗科主任，中国人民解放军全军肿瘤放疗中心主任，原中国人民解放军总医院（301医院）放疗科主任，解放军空军级专家；中华医学会放射肿瘤专业委员会副主任委员，北京医学会放射肿瘤专业委员会前任主任委员，全军放射肿瘤专业委员会副主任委员，北京医学会常务理事，中国抗癌协会放射治疗专业委员会常委，中国抗癌协会临床肿瘤协会委员，北京医师协会放疗专家委员会副主任委员，《中华放射肿瘤学杂志》常务编委等；解放军第三军医大学、解放军总医院军医进修学院博士生导师，大连医科大学和大连大学硕士生导师。 先后在国内外发表论文80余篇，其中，发表在*Int J Radiat. Oncol Biol Phys*杂志的论文引起国内外学者的轰动；主编《肿瘤体部γ刀治疗学》等专著2部，参编专著10余部；承担863计划课题、首都医学发展科研基金、总后卫生部重点资助课题多项，研究的重点项目“OUR-QGD型立体定向伽马射线全身治疗系统（全身伽马刀）”获2005年国家科技进步二等奖。采用现代放疗的高剂量、短疗程模式治疗早期肺癌、肝癌、胰腺癌和颅内肿瘤等全身各类实质器官恶性肿瘤；采用选择性放疗联合靶向药物或化疗治疗全身各种中晚期癌症。在最新开展的世界最先进的TOMO精确放疗技术方面，针对大范围、中晚期、全身多发转移、奇形怪状的复杂肿瘤，能够提供优质的现代精确放射治疗，有效减少副作用，提高生活质量，使其成为在放射治疗领域内临床应用范围最广和治疗病种最全面的治疗方案。

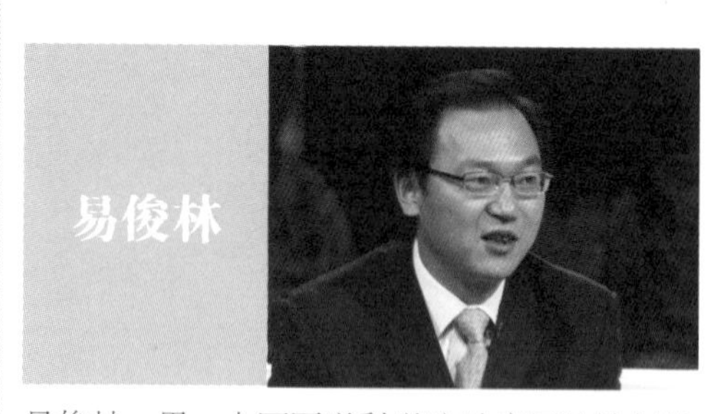

易俊林，男，中国医学科学院肿瘤医院放射治疗科主任医师，硕士研究生导师，现专攻头颈肿瘤放射治疗，精通鼻咽癌和头颈部肿瘤的诊断和治疗原则，作为主要成员参与鼻咽癌和头颈部肿瘤常规放疗和调强放射治疗规范的制订，擅长鼻咽癌、头颈部肿瘤的调强放射治疗和综合治疗。承担和参与多项国际、国家级临床科研课题，发表专业论文30余篇，参与多部专业著作编写。

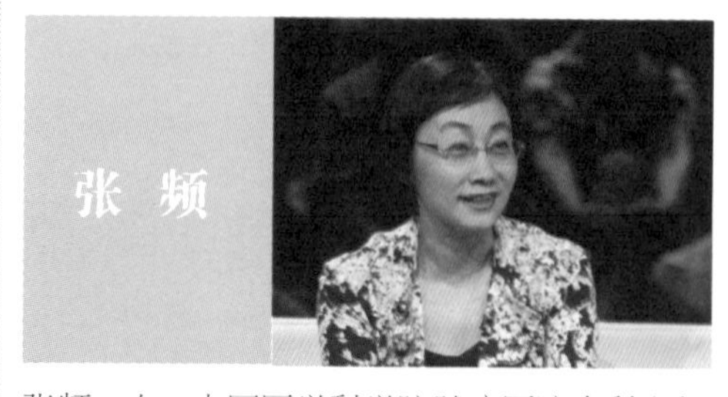

张频，女，中国医学科学院肿瘤医院内科主任医师，硕士生导师。一直从事肿瘤内科的临床、科研和教学工作。具有扎实的内科学和肿瘤学基础，临床思维清晰，治疗理念先进，实践能力较强。善于分析和处理临床常见及一些少见、复杂问题。在多年的临床实践中，对乳腺癌、大肠癌、肺癌等多种肿瘤的化疗和综合治疗积累了丰富的经验。1988 年开始参与乳腺癌综合治疗的科研工作，在乳腺癌术后辅助治疗和晚期乳腺癌化疗、内分泌治疗方面做了大量工作。自 1995 年以来，先后负责完成了多种止吐药物的临床随机对照研究，喜树碱类药物治疗大肠癌的临床研究及多种抗肿瘤新药物临床研究。承担和参与了多项大型国内、国际多中心临床研究，北京市科委重大项目和国家“十五”攻关课题及国家自然科学基金资助课题有关乳腺癌新辅助化疗，晚期肺癌，抗肿瘤药物心脏毒性监测等研究。1999 年和 2005 年两次获中国医学科学院肿瘤医院临床科研成果二等奖。2005 年以后侧重各期乳腺癌的药物治疗，综合治疗及抗肿瘤新药的临床研究。在乳腺癌的辅助化疗，难治性晚期乳腺癌治疗及靶向治疗方面有深入的研究和丰富的临床经验。在肿瘤学核心期刊及 SCI 收录杂志发表论文 70 多篇。参与多部肿瘤学专著，如《临床肿瘤学》、《实用肿瘤内科学》、《乳腺癌》及《临床肿瘤内科手册》和科普书籍的编写。现兼任 6 个学会的常委或委员。

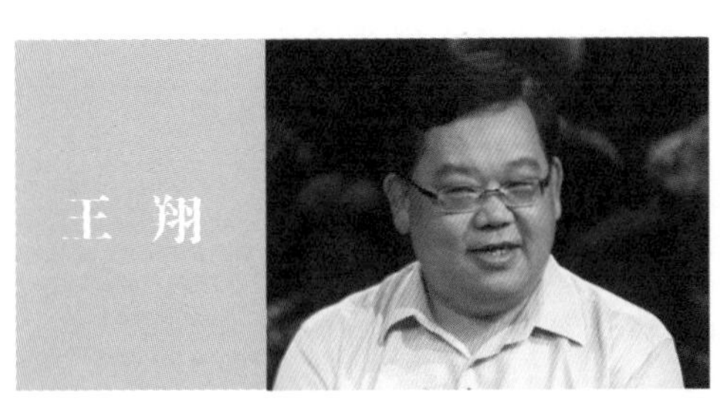

王翔，男，教授，主任医师，研究生导师。现任中国医学科学院北京协和医学院肿瘤医院乳腺外科主任，学科带头人；中国抗癌协会乳腺癌专业委员会常委；中华医学会肿瘤分会乳腺学组委员；中华医学会北京普外科专业委员会委员、肿瘤专业委员会委员；中国老年学学会老年肿瘤专业委员会乳腺癌分会副主任委员；北京中西医结合学会普外科专业委员会常委；中华预防医学会健保分会乳腺学组专家委员会委员；中国医师协会乳腺疾病专家培训委员会顾问委员；早期乳腺癌试验者协作组（EBCTCG 由英国发起）指导委员会委员；北京市“两癌”筛查专家组成员；多家期刊编委。从医 30 年来，一直从事腹部及乳腺肿瘤外科的临床工作和研究。擅长腹部及乳腺肿瘤的诊断及外科治疗，包括胃肠肝胆胰等各种腹部及乳腺肿瘤的常规手术以及某些复杂或高难的非常规手术，能把握本专业的学科发展动态，手术操作细致，技术较为精湛。近 10 年来的工作和研究重点主要集中在乳腺癌的诊断治疗方面。近 5 年来其每年主刀完成各种乳腺手术 500 余例，其中乳腺癌保乳手术病例占约 40% ~ 50% ，乳腺癌前哨淋巴结活检病例占到 50% 以上，均居国内前列，接近发达国家水平。

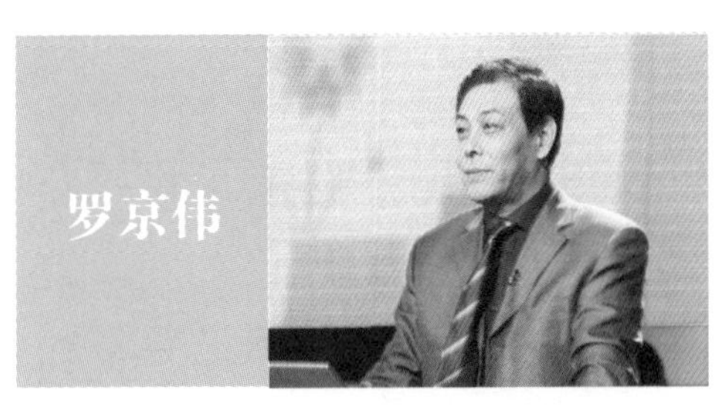

罗京伟，男，医学博士，主任医师，教授，博士生导师。全国肿瘤规范化诊疗专家委员会成员，老年放射肿瘤学分会主任委员，颅底外科多学科协作组常委，热疗学会副主任委员。从事肿瘤放射治疗和综合治疗工作 20 余年，临床诊治经验丰富，尤其在头颈部肿瘤放射治疗、综合治疗及个体化治疗方面积累了大量的临床经验；在晚期喉癌、下咽癌、颈段食管癌的喉功能保留方面在继承传统治疗经验的基础上，发展了保留功能的多种治疗模式，获得较好的治疗效果，同时对于一些少见肿瘤的规范化治疗也做了有益的探索。负责有大型课题 3 项，中国医药卫生发展基金项目 2 项，分别进行头颈部鳞癌调强放射治疗中存在问题及解决方法、鼻咽少见恶性肿瘤临床规范化治疗的临床研究；北京市首都发展医学基金重点项目 1 项，研究鼻咽癌图像引导调强放疗的靶区及危及器官的动态变化规律。以第一作者或通讯作者在国内外核心期刊发表论文 50 余篇，其中 SCI 10 篇。参与专著编写多部，其中主编 3 部、副主编 2 部，参编 20 余部。获得中国医药卫生发展基金资助项目的优秀成果奖 1 项，以及院校奖 4 项。

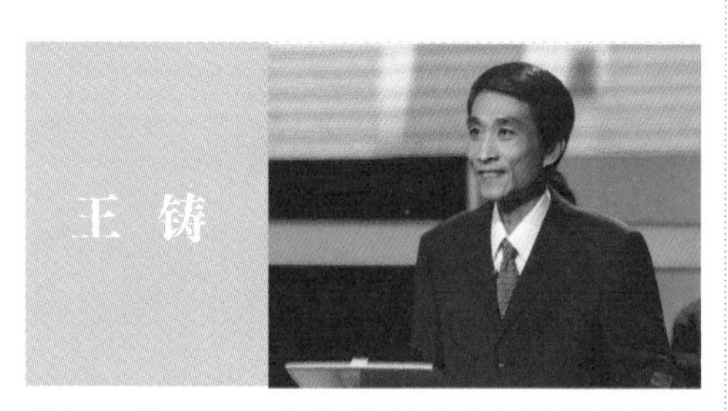

王铸，男，中国医学科学院肿瘤医院影像诊断科主任医师，教授，硕士生导师。一直从事影像诊断专业工作。熟练掌握常规 X 线、B 超、CT、MRI 等各种影像检查方法，积累了丰富的影像学诊断经验，主要研究方向为消化道疾病的影像学诊断和消化道肿瘤的鉴别诊断。多年承担各种教学、科研工作，获国家卫生计生委科技成果 1 项、中华医学会成果 1 项，共发表学术文章 20 余篇，参与编写学术书籍 6 部。

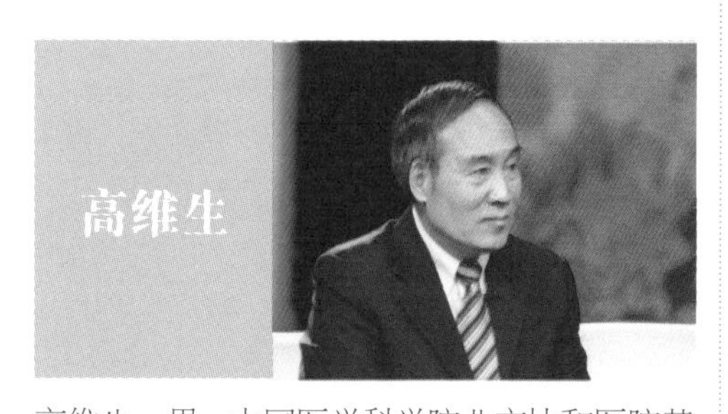

高维生，男，中国医学科学院北京协和医院基本外科主任医师，教授。通过 30 余年基本外科的临床实践，对基本外科各种疾病的诊治积累了丰富的临床经验，熟悉基本外科各种手术方法。近年来，临床工作重点主要在门脉高压症、胃肠道肿瘤、甲状腺疾病以及腹膜后肿瘤的诊治方面，曾多次手术救治严重脾亢、多次手术后仍消化道出血的门脉高压患者，巨大腹膜后肿物患者，以及巨大甲状腺肿瘤、难控制性甲亢患者等。目前，积极倡导、推广规范的胃癌根治性手术治疗方案，并承担着有关胃癌新辅助化疗的临床研究项目。从多年临床实践中研究、总结相关临床问题，先后发表学术论文 40 余篇，参与编写、编译学术著作 4 部。

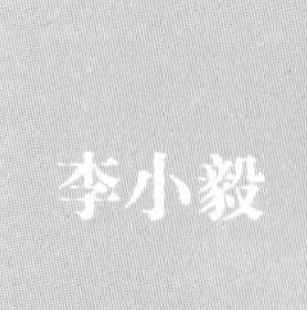

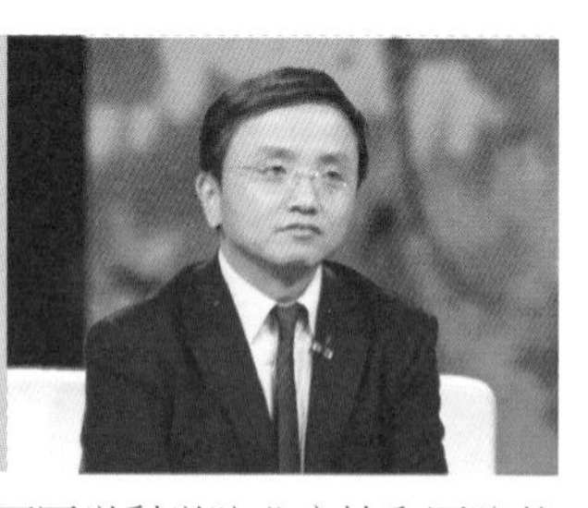

李小毅，男，中国医学科学院北京协和医院基本外科副主任医师，副教授，硕士生导师。1994 年毕业于华西医科大学临床医学专业，同年被分配到协和医院外科工作；1997 ~ 2001 年，在协和医科大学、北京协和医院普通外科攻读博士学位，研究方向为“生长抑素受体与大肠癌的关系”；2001 年顺利毕业，后留在协和医院普通外科工作，2002 ~ 2007 年任普通外科主治医师，2007 年起任普通外科副主任医师，2012 年 7 月取得卫生部普通外科专业主任医师资格。目前专业方向主要集中在甲状腺疾病、胃癌的手术及综合治疗等方面，努力提倡并开展了规范的甲状腺癌、胃癌的手术及综合治疗模式，在晚期、复杂甲状腺癌的手术及综合治疗方面积累了较丰富的经验。参与、承担了有关胃癌新辅助化疗的临床研究以及家族性胃癌的基础研究等项目。作为第一作者（或通讯作者）先后发表各类学术文章 20 余篇，参加编写、编译学术书籍 3 部。现任 CSCO 甲状腺癌专家委员会委员。

编者按

leaderette

2005年，随着人们对健康知识的关注，一档名为《祝你健康》的节目在北京电视台科教频道应运而生，栏目宗旨为“传播党和政府的医疗方针、传播科学医疗卫生知识、服务人民大众健康”。

2008年奥运会在北京召开，《祝你健康》更名为《健康奥运　健康北京》，成为宣传“健康奥运 健康北京——全民健康活动”的权威平台，其影响力不断扩大。奥运会结束后，2009年伊始，栏目正式更名为《健康北京》，北京市委宣传部决定将《健康北京》作为中国医药卫生事业发展基金会和北京电视台共同主办的专门向全市人民普及科学医疗卫生知识、服务人民的健康栏目，并成为《健康北京人——全民健康促进十年行动规划（2009～2018年）》和《健康北京“十二五”发展建设规划》的宣传阵地。

从2005年到2015年这10年间，《健康北京》邀请医学专家、学者共计4520人次，制作栏目3285期，成为全国公认的宣传健康知识的品牌栏目。栏目以丰富的实用性信息、权威的专家资源、专业的解读视角、多媒体手段的综合运用，成为国内健康节目的标杆。三甲医院的专家始终是《健康北京》栏目的主角，保证了栏目的权威性、科学性，为观众提供了学习健康知识的高端平台，成为观众喜爱的健康类栏目，在权威医疗资源和普通百姓之间搭建起互通的桥梁。

随着栏目的日渐丰富，信息含量越来越大，不断有观众在微博、微信上留言，或通过北京电视台热线平台咨询栏目传播的健康知识，为此栏目组决定将相关知识整理加工、提炼编辑成册。在制作过程中，发放调查问卷，了解百姓对健康的需求，在此基础上，完成“健康北京丛书”。本丛书精选了 2006 ～ 2014 年《健康北京》栏目播出的 238 位专家的精彩内容，其中，院士 5 人，院长、副院长 60 人，科室主任 102 人。丛书按照人体各大系统的疾病整理归类为 10 册，即可单独成册，又是一个完整的系列，内容既有日常栏目的患者故事，又有健康大课堂的专家讲解。将《健康北京》栏目多年资源进行整合，结合实际病例，概括出常见病及多发病的症状、检查、治疗、病因、预防，结合自测、鉴别，让读者对常见病有基本的了解，能做到正确判断、及早就医。为了方便读者了解每位专家的观点，丛书每册均按专家归类整理。

本书在编写过程中得到了众多医学专家的大力支持，在此表示由衷的感谢。如有疏漏之处，恳请广大读者批评指正，并希望大家在阅读过程中提出宝贵的意见和建议。

《健康北京》栏目组

2015 年 11 月

序言

preface

《健康北京》是北京电视台为筹备2008年北京奥运会于2005年开播的一个健康栏目，开播之初就作为宣传单位参加了在全市开展的“健康奥运 健康北京——全民健康活动”。历时近两年的健康促进活动，由于政府主导、社会组织推动、全民参与、新闻媒体大造舆论，成效显著，社会反响之大、影响之深，在北京是罕见的，不仅为成功举办奥运会创造了健康、安全、和谐的社会环境，同时也通过奥运会的成功举办，为北京乃至中华民族留下了一份宝贵的健康遗产，为北京全面建设健康城市开拓了道路。

为了继承和发扬“健康奥运、健康北京、全民健康促进活动”的经验，北京市政府决定，在十年内将北京建成拥有“一流健康环境、一流健康人群、一流服务”的国际性大都市，并于2009年制定和发表了《健康北京人——全民健康促进十年行动规划(2009～2018年)》。2010年，市委市政府在研究“十二五”经济社会发展规划时，作出了建设健康城市的决策，2011年发表了《健康北京“十二五”发展建设规划》，在全国大城市中，第一个把健康城市建设列入经济社会发展规划。

为推动北京健康城市建设的发展，奥运会刚一结束，市委宣传部就决定将参加奥运会宣传的《健康北京》栏目由中国医药发展基金会和北京电视台主办，专门向人民群众宣传健康知识。《健康北京》是在筹备2008年奥运会和北京市推进健康城市建设发展的过程中产生的，同时它也是在这个过程中不断改革、创新和完善的。

《健康北京》开播十年来，栏目组的全体同志和北京地区的医学专家、学者，深入实际，调查研究，不断分析和掌握群众的健康需求，提高栏目的针对性和实效性。《健康北京》栏目拥有一支业务水平高、实践经验足、综合能力强的专家队伍，确保栏目内容的科学性、权威性和实用性。栏目组的同志精心设计专栏，创造赏心悦目的品牌栏目，经过多次改革将演播现场变成大课堂，讲课的专家、主持人、嘉宾、典型病例患者和现场观众一同登场，有问有答，生动活泼，使电视机前的观众身临其境，收视率名列前茅，并对全国各省市电视台开播健康类栏目起到了一定的启示作用。在国家一年一度的健康节目评比中，《健康北京》栏目屡获殊荣。

《健康北京》栏目开播十年，邀请专家学者4520余人次，制作节目3285期，收看人数据不完全统计为1.5亿人次以上，受到北京地区和全国观众的支持和喜爱，他们要求将节目内容编辑出版，惠及全国民众。这部即将与读者见面的《健康北京丛书》，就是应观众的要求出版的。一方面，这套丛书是《健康北京》的专家和栏目组全体同志十年辛勤劳动的智慧成果的汇集，也是向关心和支持栏目的各方领导和观众的感谢和汇报。另一方面，这套丛书的内容十分丰富，是一部普及医学知识的百科全书，对提高广大群众的健康素质具有重要的意义。

中共中央一贯重视人民的健康问题，在中共中央和国务院的领导下，我国的医疗改革取得了举世瞩目的成就，人民的健康水平不断提高，但我国人民的“看病难、看病贵”问题还没有完全解决，有些人对健康在国家经济社会建设中的重要地位和作用的认识不够深刻，我国人民的健康素质同发达国家人民相比还有相当大的差距。健康是生产力，做好普及科学健康知识工作，增强人民体质，把我国建设成人人健康、长寿的国家，是一项长期的任务，我们必须继续努力！

王彦峰

2015年8月

目录

contents

第一章

不得癌的智慧

讲解人：季加孚

北京大学肿瘤医院院长、北京市肿瘤防治研究所所长、大外科主任、主任医师

* 每个人体内都会产生癌细胞吗?
* 癌症是否会遗传?
* 如何测试患癌概率?
* 胃癌是气出来的吗?
* 结直肠癌为何直线上升?

近些年来，癌症的发病率一直呈上升趋势。世界卫生组织曾提出，1/3的癌症完全可以预防。那么我们到底该如何预防癌症呢？北京大学肿瘤医院院长、北京市肿瘤防治研究所所长、大外科主任、主任医师季加孚为您解答。

* 有癌细胞不等于患癌症

每个人体内都会产生癌细胞，但并不是每个人都会患癌症，因为人体像一个国家，有群众，有军队，还有敌人。肿瘤细胞就像是敌人，如果军队及时地发现并消灭了这些敌人，那么人就不会患癌症。代表军队的是人体的免疫系统，人体的免疫系统有具体分工，有的负责识别癌细胞，有的负责定位癌细胞，有的负责杀死癌细胞。但是人体免疫系统能否正常运行，取决于人的生活

方式、生活环境、情绪变化、运动等多种因素。

* 癌症存在遗传倾向

遗传是评估患癌风险高低的重要因素，包括乳腺癌在内的多种癌症有明显的遗传倾向。如果一位女性在停经前患上乳腺癌，那么她的直系女性亲属患乳腺癌的风险就会大大增加。另外，乳腺癌在 50 岁前后和 70 岁前后两个年龄段高发，需要高度警惕，按时做好筛查。而就结直肠癌而言，如果某人患有家族性直肠息肉病，那么患结直肠癌的风险非常高，而且还可能诱发其他消化系统癌症。另外，遗传性弥漫性胃癌和部分肾癌也是有遗传因素的高危癌肿。而肺癌的遗传概率不大。要想降低患癌风险，就要定期体检，早诊早治。

* 患癌概率可简单测出

评估患癌概率，体重指数是重要的指标。体重指数等于体重（千克）除身高（米）的平方。如果体重超标，会引起体内代谢异常，从而增加癌症的发病概率。体重指数越大，患相应癌症的概率就越高。肥胖导致乳腺癌的病理是过多的脂肪可产生大量雌激素，而雌激素过剩则会增加乳腺癌患病风险。所以想要降低患癌风险，控制体重至关重要。

评估自己是否会患癌症，必须考虑遗传、生活方式、体重指数等多种因素。要想降低患癌风险，除了改变不良生活方式、控制体重之外，还需做到定时体检，早诊早治。

* 胃癌与不良情绪密切相关

老周今年 73 岁，他是一个爱操心的人，年轻时当教师为学生操心，退休了就为家里的琐事操心。最近只要一闹脾气就感觉这肚子有阵阵的疼痛，在单位老职工体检时，就去做胃镜检查。结果查出了大问题，老周居然患上了胃癌。

专家提示

人的性格大体可以分为A型、B型和C型。A型性格的人脾气暴躁，患心脑血管疾病的风险高；B型性格的人不爱在别人面前自夸，万事逆来顺受，容易得到满足；C型性格的人容易压抑，害怕竞争，有气爱往肚子里咽，爱生闷气，这种性格和肿瘤的发生是有一定关系的。

不良情绪会影响人体神经内分泌，降低免疫力，助长癌细胞的产生和生长。所以性格压抑、爱生闷气的人更容易患癌症。胃癌的发病和不良情绪密切相关。

* 饮食不当导致胃癌

老周患上胃癌除了脾气不好之外，还有一个不得不提的原因，那就是饮酒，老周有50多年的饮酒史。就在查出胃癌的前几年，他喝酒喝得很凶，一日三餐都会喝白酒，虽然每次喝得不多，但是每天的量加起来也达到5两。

专家提示

过量饮酒会损伤胃黏膜，导致胃炎、胃溃疡，甚至可能诱发胃癌。所以饮酒一定不能过量。专家建议，每天喝红酒不能超过1红酒杯，白酒不超过1两，啤酒不超过1瓶。

胃癌的发生是由多种因素导致的。长期反复胃溃疡可能恶变成癌，尤其是年龄在45岁以上的胃溃疡患者，一定要积极治疗。幽门螺杆菌是一级致癌物，所以一定要注意饮食卫生，提倡分餐，降低感染的风险。此外，经常食用不可溶性纤维多的食物，会增加胃的负担，像粗粮、茎杆类蔬菜等需要适量食用。

* 结直肠癌与食用肉类过多有关

结直肠癌近年来发病率上升比较快，因为经济的发展，饮食结构发生变化，特别是西方饮食结构的引入，肉类食物大量增加，导致热量摄取过多，且人们的活动量不足，不能把多余热量代谢出去，则容易患心脑血管病和肿瘤。

虽然牛肉、羊肉、猪肉等红肉可以提供人体必需氨基酸，但是也要注意摄入量。世界癌症研究基金会建议每个人每天吃红肉的量最好不要超过 90 克，相当于成年人的一个手掌大小。而且最好是吃鱼、家禽来代替红肉。如果每天吃红肉超过 90 克，那么就可能会增加患结直肠癌、胰腺癌、肾癌、前列腺癌、乳腺癌的风险。此外，吃鱼不会增加患癌症的风险，可以尝试每周至少吃 2 ～ 3 次的鱼。

* 预防结直肠癌应多吃蔬菜水果

植物性食物可以帮助您预防癌症。世界癌症研究基金会建议在每天的饮食中，植物性食物如蔬菜、水果、谷类、豆类的摄入量要占到 2/3 以上。每天应多吃各种谷物、豆类、植物根茎，加工越少的食物越好。另外，还需多吃各种蔬菜、水果。绿叶蔬菜、胡萝卜、土豆和柑橘类的水果对于癌症的预防作用最强。需要强调的是，蔬菜水果的摄入品种要尽量丰富，并常年坚持，这样才能持续预防癌症。在蔬菜和水果中含有大量和防癌有关的抗氧化剂，例如胡萝卜素、番茄红素、叶酸、叶黄素等。为了每天能够摄入更多种类的新鲜蔬菜和水果，可以从每天喝一杯果汁做起，上、下午再各吃一点水果作为零食，正餐时再吃两份以上的蔬菜。另外，还需要摄入块根类蔬菜，像红薯、土豆、魔芋、南瓜等都富含可溶性膳食纤维，它们对于肠道的保护能起到很好的作用。

* 预防便秘减少患癌概率

便秘是指排便次数减少、便量减少、粪便干结、排便费力等。通常以排便频率减少为主，如果每 2 ～ 3 天或更长时间排便一次就可以诊断为便秘。便秘对人的健康危害极大，可以诱发结直肠癌、乳腺癌等疾病。为了预防便秘的发生，首先，要养成良好的排便习惯，每日定时排便，形成条件反射。早上起床和早饭后是最易排便的时间。其次，平时应注意合理进食，减少脂肪摄入量，多吃新鲜蔬菜、水果等粗纤维较多的食物。蜂蜜、芝麻、大枣等，能起到润肠通便的作用，可适量食用。每天清晨饮一杯温开水或淡盐水，能有效地促进肠道蠕动，有助于排便。如果是经常性便秘患者，则需要在医生指导下适当服用药物。

* 特殊类型的肠息肉会演变成癌

如果您属于家族遗传肠息肉病患者，患结直肠癌的风险会大大增加，需要尽早做结直肠切除来降低患癌风险。如果您体检查出单发的肠息肉，建议一定要切除，防止息肉恶变成癌。此外，建议 45 岁以上的人每 1 ～ 2 年就应该去做胃镜、肠镜检查，提早排查患癌风险。

* 肺癌高发与吸烟有直接关系

肺癌目前是我国第一大肿瘤，肺癌为什么如此高发运动是抵抗疾病最好的方式，坚持体育锻炼，每天应保持至少1小时的快走或类似的运动量。每星期至少还要进行1小时出汗的剧烈运动。

呢？很多人认为是由室外空气质量不好导致的。专家指出，很多人抱怨室外空气污染会导致癌症，其实大部分人每天待在室外的时间仅有20%，所以室内可吸入颗粒物才是诱发癌症的最大元凶。而产生室内可吸入颗粒物的来源主要是烟草、油烟和装修。有实验表明，在一个35平方米的室内，抽第一根烟时，产生的可吸入颗粒物是400微克，抽第二根烟时，产生的可吸入颗粒物就达到了1200微克。所以要想降低患肺癌风险，重点是要改善室内空气质量，做到禁烟和定期开窗通风。

第二章

肠路畅通促健康

讲解人：封国生
首都医科大学附属北京朝阳医院理事长、党委书记、主任医师

* 人体大肠主要有什么功能？
* 如何区分大肠癌和普通痔疮？
* 大肠癌如何防范？

为何看似普通的如厕困难，竟会威胁生命？怎样从生活点滴中，发现疾病的蛛丝马迹？首都医科大学附属北京朝阳医院理事长、党委书记、主任医师封国生为您带来养护肠道的诀窍。

* 大肠的结构和功能

大肠是人体的消化器官之一，它起始于下消化道，包括盲肠、升结肠、横结肠、降结肠、乙状结肠，最末端是直肠，和肛门相连。大肠有三个功能：第一，它具有吸收功能，可以吸收排泄到大肠的食物残渣中的水分、电解质等。第二，它具有排泄功能。第三，它有一定的分泌功能，可以分泌黏蛋白，具有保护大肠黏膜的作用。

* 大肠癌和普通痔疮的区分

李先生前不久在上厕所的时候感到十分困难，他以为是自己的老毛病痔疮又发作了。因此他认为没什么大

碍，也就没怎么在意，但是后来这种情况一直持续了很久，他到医院检查，没想到医生竟然告诉他，他患的是大肠癌。

专家提示

大肠癌在早期没有特异性的症状，一般可能出现消化不良、下腹隐痛和排便有些改变等。到了进展期，大肠癌才出现一些特殊症状，其中最主要的症状就是排便习惯和大便性状发生改变。有些人过去大便很有规律，比如每天一次，或者每天早晨一次，但是发生大肠癌之后他的排便习惯改变了，可能变成每天两次、三次。另一个特点是大便的性状发生改变，原来大便的性状不黏、不稠，很容易排。现在可能有时候稀、有时候干，即腹泻、便秘交替出现。还可以出现直肠刺激症状，表现为排便的时候很急，到了厕所之后感觉又排不出来，有里急后重的感觉。另外，还可能有一些脓血便，即血便伴有黏液、脓液等。大肠癌存在一些普遍性的症状，表现为身体乏力、消瘦、腹部隐痛、排便次数增多，后期可能出现贫血、腹部包块等。大肠癌的位置不同，症状也不同。如果发生在右半结肠，以全身症状为主，同时伴有腹部包块、贫血等。如果发生在左半结肠，主要症状有梗阻、便秘、便血、腹部包块。如果发生在直肠，可能出现便血、黏液脓血便，还可以有直肠刺激症状等。

任何年龄段的人都可以发生痔疮，而直肠癌或者是大肠癌一般以老年人为主。另外，痔疮可能有便血，它的出血特点是鲜血，而且是便后滴血。大肠癌便血的出血特点是血液呈暗红色，同时可能伴有黏液或者是脓血便，而血液是和粪便混合在一起的。

区分大肠癌和普通痔疮其实很简单，主要从两个特点进行辨别：第一个是大肠癌的发病年龄多在中老年人，而年轻人出现便血多为痔疮。第二个是痔疮出血为鲜血且是便后滴血，而大肠癌的出血多为暗红色，且和粪便混合在一起。

* 大肠癌的检查和治疗方法

如果要检查直肠，最重要也是最简便的检查办法是直肠指诊。75% 的直肠癌都可以通过直肠指诊发现，或者是确诊。对于诊断直肠癌，直肠指诊也是最重要的一个检查方法。

还有一些针对结肠癌的检查方法，其中包括化验检查。化验检查有两个项目：第一，查大便潜血，看大便当中有没有红细胞，可以作为结肠癌普查的方法。第二，可以验血查肿瘤标记物。除了化验检查之外，还有其他的一些检查方法，其中很重要的是结肠镜，这是诊断大肠癌的一个非常重要的检查手段。还有一种检查叫钡灌肠，是一种 X 线检查方法，把钡剂灌到结肠中，通过 X 线观察，可以观察到大肠发生的改变，进而对肿瘤做出诊断。除此以外，还有一些其他的影像学检查方法，包括腹部 CT 检查、核磁共振检查、超声检查等。这些影像学检查不仅可以对肿瘤本身的情况有一个了解，也可以对肿瘤是否有淋巴结转移等情况进行判断。

大肠癌的治疗是手术和放化疗相结合。手术治疗有以下几种办法：第一种是用腔镜进行治疗。早期的大肠癌或者是直肠癌，可以通过内窥镜或者是结肠镜来进行局部肿物的切除，可以达到很好的治疗效果。但是如果到了进展期，就要做比较规范的大肠癌根治手术，这样才能达到治疗的目的。第二种是化疗。化疗的主要作用是消灭残存在机体或者血液里的一些肿瘤细胞，如果术前进行化疗也可以使肿瘤缩小，增加手术切除的成功率。第三种是放疗。这一治疗办法主要是针对直肠癌手术后可能有残存的癌细胞或者癌组织，通过放射治疗达到根治的作用。

大肠癌的诊断可以通过直肠指诊、化验、肠镜、钡灌肠及影像学等多种检查手段进行确诊，大肠癌的早期发现对治疗十分关键，如果已经是进展期的大肠癌，则要根据情况相应地采取手术结合放化疗的治疗方法。

* 大肠癌变与大肠息肉和炎症相关

李先生在被确诊为大肠癌之后，回想起自己当初确实存在着一些慢性肠道炎症，但是一直没有注意。只要他吃什么不合适的食物，就会闹肚子和便血，吃了药才会好一些，十分痛苦。

李女士每次小便都伴随大便，有点像痢疾，也有点带血。去医院就诊，医生建议她进行检查。就在等待的过程当中，这些症状都好了，再加上她害怕，就没去做检查，结果一下耽误了三年。后来李女士又发现了相同的症状，来到医院做了肠镜检查，医生诊断她患上了大肠癌，并且告诉她如果三年前接受肠镜检查，那时候癌变还只是结肠息肉，如果得到及时的治疗，就可能不会发展为大肠癌。

这两位患者，一个是长期的胃肠功能不好，另一个是存在结肠息肉，这两个因素是导致他们患上肠癌的真正原因吗？

专家提示

有些人发生大肠癌，开始可能是有息肉，或者是有炎症的改变，没有及时进行检查和正规诊断治疗，使息肉逐渐演变发展成大肠癌。大肠息肉有几种，如腺瘤、家族性息肉病、黑斑息肉病等，这些都是发生大肠癌的重要原因。一般来说，正常的黏膜发展到腺瘤，再到癌变，是有一定的时间的，从腺瘤到癌变的整个过程，一般至少要五年，而部分患者可能要十年，或者更长一些。除了腺瘤之外，在大肠的良性疾病当中还有炎性疾病，也可以导致或者诱发大肠癌的发生。它的主要原因是这种炎性疾病可以使肠黏膜受到破坏，受到破坏之后肠黏膜

大肠息肉和肠内炎性疾病是导致大肠癌的重要原因，要对这些癌前病变加以重视，及早进行治疗。

就会修复，反复破坏修复，最终可能导致大肠癌变。炎性疾病一般有溃疡性结肠炎、克罗恩病以及血吸虫病等。

* 大肠癌的病因和预防

大肠癌的主要原因是生活改善，进食的粗粮减少，细粮、高蛋白和高脂食物增加。第一，由于粗纤维的进食减少，进食高蛋白、高脂肪增加，这样的饮食方式，使食物在大肠内储存的时间增长，排泄减慢，有毒物质在大肠内储存的时间就增长了，于是就会刺激大肠黏膜，进而导致癌症的发生。第二，由于进食一些高脂肪、高蛋白的食物，而且生活习惯不好，比如缺少运动，导致身体发胖，而肥胖的人大肠癌发病率要高于普通人。第三，进食一些高盐、熏制、腌制的食品，这些食品中含有致癌物质，比如亚硝酸盐，会诱发大肠癌。第四，饮食多肉，却少吃蔬菜水果，这种情况就导致维生素摄入减少，引起食物中一些纤维摄取不足，也容易导致大肠癌。还有另一种原因，就是进食刺激性的食物，可诱发大肠发生炎症，而炎症的发生也会增加大肠癌变的可能性。

预防大肠癌的方法：第一，多吃一些粗纤维的食物，即平时所说的粗粮；第二，要多吃新鲜蔬菜、水果；第三，吃适量的蛋白；第四，加强体育锻炼，保持健康的体魄，防止体重增加。另外，像大蒜、洋葱、韭菜、葱等这些蔬菜里面含有硫醚，这种物质具有一定的抗癌作用。柑橘类有一些营养物质，葡萄、草莓、苹果当中含有植物酚，这些对人体都是非常有益的。

第三章

打响保“胃”战

讲解人：封国生

首都医科大学附属北京朝阳医院理事长、党委书记、主任医师

★ 胃癌早期有没有明显症状？
★ 胃癌和其他胃病如何区分？
★ 胃癌诊断首选方法是什么？
★ 胃癌如何分类、如何治疗？

常见的消化不良、胃动力不足，为何也会威胁生命？追根寻源，怎样避免疾病的发生？首都医科大学附属北京朝阳医院理事长、党委书记、主任医师封国生为您讲解如何保护我们的消化系统。

* 胃的功能

胃是食物搅拌器和食物吸收器。胃的第一个功能是粗加工，即相当于一个搅拌器。第二个功能是进一步加工，也称为食物的精加工或深加工。胃通过蠕动来搅拌食物，和胃分泌的液体充分混合，使食物得到进一步的加工。

* 胃癌早期的症状

李先生前不久被诊断为胃癌，正在接受治疗。之前，李先生总感觉胃像是岔气了，以为是胃动力不足、消化不

良造成的胃疼，也没怎么在意，但是持续的胃部不适，让他不得不来医院检查，而检查的结果竟然是胃癌。张女士患的同样也是胃癌，但是她的患病经历却有些不同。她是一点症状都没有，做胃镜的时候才查出是胃癌。为什么李先生患胃癌的症状如此隐秘，张女士甚至没有症状呢？难道发生胃癌的早期，真的就没有任何的信号吗？

专家提示

胃癌早期一般没有明显症状，或者出现症状也没有特异性。在胃癌早期，主要的表现可能有上腹部不适、反酸、嗳气等情况，也可能有一些类似溃疡病或者是慢性胃炎的一些症状，进食后有饱胀感、腹部出现疼痛等。其实这些症状都没有特异性，因此人们往往忽视这些情况，耽误了到医院做进一步的检查。

当您出现上腹部不适、反酸、嗳气，进食后有饱胀疼痛感时，一定要到医院进行检查，以确诊病情。

* 胃癌进展期的症状

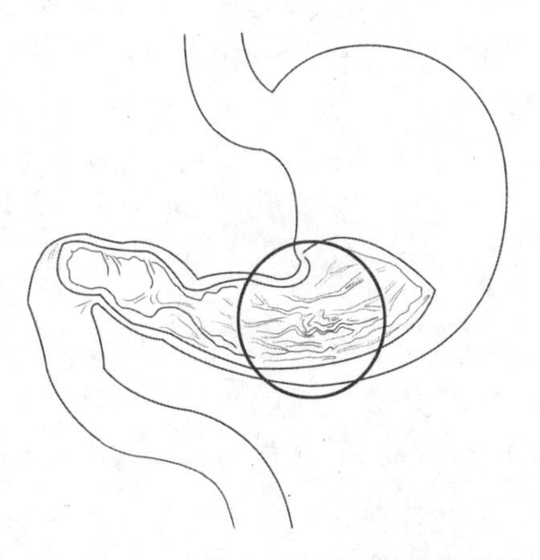

胃癌到了进展期，患者可能逐渐出现上腹部疼痛、不适、腹胀、进食后呕吐、食欲下降、消瘦、贫血等症状，甚至可以在上腹部摸到包块，也可能由原来有规律性的疼痛变成现在的没有规律的疼痛，原来用止痛药有效，现在用止痛药或者胃药达不到好的效果。随着病情的进展，也可能出现一些晚期的症状，包括淋巴结转移、锁骨上淋巴结肿大等，患者病情严重可表现为消瘦、贫血，也可出现上消化道

出血等症状。

胃癌发生部位不同，症状也不同。胃可以分为三部分，其中和食管相连的上部称为贲门胃底部，简称为贲门。下部和十二指肠相连，这个部位是幽门部，而中间的部位称为胃体部。

如果胃癌发生在贲门胃底部，可能出现进食困难、胸骨后疼痛等症状。如果在幽门部发现肿物，可能出现幽门梗阻的症状，如呕吐、消瘦、贫血等反应。如果胃癌破坏了胃中的血管，也可能出现呕血、便血等上消化道出血的症状。

* 胃癌和其他胃病的区分

李先生是一位胃癌患者，他以前胃胀的时候，只吃点消食片，或者促进胃动力的药物，没对此给予重视，可是一年以后却被诊断为胃癌，需要做手术。常见的胃部不适，怎么就变成胃癌了呢？难道胃癌的症状难以和其他胃病进行区分吗？

专家提示

有些人发现胃部不适后，用止痛剂或胃药可以缓解，所以症状就容易被忽视。胃癌要和几种良性疾病进行鉴别，其中有两类疾病很关键。

一类是胃炎，胃炎有急性胃炎和慢性胃炎。急性胃炎一般会有进食不洁的病史，比如吃生冷食物或者暴饮暴食、喝酒等。另外，服用一些有刺激性的药物，也会导致急性胃炎。其主要表现为上腹部疼痛、不适、反酸、嗳气，也可能出现腹泻、便秘交替，还可能出现便血。慢性胃炎主要和幽门螺杆菌的感染有关系，也与服用一些刺激性药物比如阿司匹林、非甾体类的消炎药物有关，还与饮酒、不良的生活习惯等有关。慢性胃炎的病史相对长一些，主要表现也是上腹部不适、反酸、嗳气、隐痛等。

第二类是胃溃疡、十二指肠溃疡或消化性溃疡，胃癌也要与它们相鉴别。胃溃疡的发病年龄相对高一些。主要表现为进食后疼痛，这种疼痛由于是进食后出现的，一般来说有规律性，上腹部或心窝部产生疼痛。十二指肠溃疡的发病年龄轻一些，有长期、规律的疼痛，一般是空腹疼痛，也可能发生在夜间，进食后疼痛就能缓解，服用抗酸剂，也可以得到缓解。

急、慢性胃炎主要表现为上腹部不适，并常出现在不良饮食或服药后。胃溃疡主要表现为进食后有规律性的上腹部或心窝处疼痛，且常见于中老年人。十二指肠溃疡一般表现为空腹疼痛，进食或服抗酸剂后可缓解。胃癌的特点表现为疼痛没有规律性，进食或服药后不能缓解。

胃癌的主要特点是发病年龄一般偏大，疼痛没有规律性，比如以前空腹疼、进食后疼，现在疼痛没有规律了，什么时间都疼，而且疼痛表现为持续性。另外，疼痛可以是隐痛、顿痛等。如果癌症侵犯了血管，还可以出现呕血、便血、黑便等症状。到了晚期，可能出现消瘦、贫血、淋巴结转移等。

* 胃癌诊断的最佳方法

胃镜检查是诊断胃癌最有效的方法，也是首选的办法，它可以直接观察到胃黏膜发生的病变，同时通过注入一些染色剂可以增加对胃癌的诊断率和检出率。虽然老百姓对做胃镜有一些抵触，但实际上大多数人对胃镜都是耐受的，因为在做胃镜的过程中注入的一些黏膜麻醉剂可以使患者恶心呕吐的感觉消失。如果不能耐受，又感觉很惧怕，还可以采用无痛胃镜。即给患者注射麻醉剂，使患者在无痛无知觉的情况下完成这项检查，既保证了安全，又没有不适和痛苦的感觉。

除了胃镜以外，还有以下一些办法来帮助诊断胃癌。一是化验检查，可以化验便潜血，胃癌也可以出现肿瘤侵犯血管，而发生消化道出血。二是肿瘤标记物，肿瘤标记物对胃癌的诊断也有一定帮助，也可以作为在胃癌治疗过程当中用来监测治疗效果如何、是否复发的一个手段。三是做X线钡餐检查、腹部超声等一些影像方面的检查，像超声、CT、核磁、PET-CT等，都对胃癌具有诊断意义，它的诊断意义主要在于对胃部肿物的实际情况做一个判断，另外也可以对胃癌发生淋巴结转移的情况进行判断。

* 胃癌根据病理特点分为四种类型

胃癌有不同的类型，按照国际上的分类办法，一般分为四种类型。第一种类型叫作肿块型，肿块型是一个结节，隆起性生长，边缘清楚，占3%～5%。第二种类型叫作溃疡局限型，它的主要特点是向胃壁内侵入性生长，但是边缘清楚，占30%～40%。第三种类型叫作溃疡浸润型，这种类型也有溃疡形成，但是边界不清，向周围浸润，这种类型占50%。第四种类型叫作弥漫浸润型，它浸润性生长，边界不清，向胃壁全层进行蔓延，一旦发生这种情况，胃壁就会僵硬，呈囊带状、革带状，也叫皮革胃。

* 胃癌的治疗根据分期选择相应的方法

胃癌的治疗一般根据早期胃癌和晚期胃癌来区分。所谓早期胃癌，就是指癌细胞只浸润到黏膜或者黏膜下层。对于早期胃癌，它的主要治疗办法有手术切除，内镜下治疗，治疗效果非常好。所以胃癌的早期诊断、早期治疗是非常重要的。

如果胃癌到了进展期，一般的治疗办法包括手术治疗和化疗。化学药物治疗的选择要根据患者情况的不同进行选择，一般都是采取组合治疗。

* 预防胃癌需警惕胃部癌前病变

早期胃癌治疗效果很好，但是到了进展期胃癌，即使手术以后，五年的生存率也只有 40% 左右，因此胃癌的预防非常重要。针对胃癌的预防，首先要知道哪些因素和胃癌的发生有关系。一是胃的癌前病变，胃的癌前病变包括胃息肉、胃溃疡、萎缩性胃炎；二是胃大部切除以后的残胃。这几种情况都可能有胃的癌变发生，针对这些情况应该及早采取预防措施。如果一旦发现了胃息肉，就要及早进行切除，可以通过胃窥镜进行息肉切除。如果发现有慢性萎缩性胃炎、胃溃疡等疾病，要定期体检跟踪观察。

幽门螺杆菌和胃癌的发生有直接关系。幽门螺杆菌感染之后，可能对胃造成以下几个影响：第一，它可以生产一种致癌物质，该致癌物质可以作用到胃黏膜，导致癌症发生。第二，幽门螺杆菌也可以使胃内产生亚硝酸盐，从而导致胃癌的发生。同样地，幽门螺杆菌的感染不仅可以导致胃癌，还与慢性胃炎、溃疡病有关系。

如果确定了幽门螺杆菌感染，治疗的办法为三联治疗。三联治疗即用三类药物，第一类药是离子泵阻断剂，第二类药叫作铋剂，是保护胃黏膜的一种药，第三类药是抗生素，这三类药合用才能达到治疗幽门螺杆菌的作用。一般用药时间是以 7 ～ 14 天为一个疗程。一旦发现感染，要及时进行治疗。

* 易引起胃癌的不良饮食习惯

不良的饮食习惯和胃癌发生有关。第一，长期食用熏烤腌制的食品、霉变的食品，与癌症发生有关。因为熏烤的食品含有一些有害的物质，腌制的食品含有亚硝酸盐等。第二，食谱中缺乏蔬菜、水果、维生素，食用刺激性的食物，吸烟、饮酒，都可能引发胃癌。

为了防止胃癌，在生活中要养成良好的饮食习惯。第一，不要吃过期的食品、剩饭、剩菜。第二，要多吃一些新鲜的蔬菜、水果，增加维生素的摄入量。第三，在饮食当中要适当增加乳制品和新鲜的禽肉食品来补充蛋白质。第四，要少吃烟熏、油炸、腌制的食品。第五，要低盐饮食。

第四章

保卫人体化工厂

讲解人：封国生
首都医科大学附属北京朝阳医院理事长、党委书记、主任医师

* 肝癌原因何在?
* 肝癌的早期有何症状?
* 肝癌的治疗有何原则?

肝脏是人体十分重要的代谢器官。我国是世界上肝癌发病率最高的国家之一，肝癌有哪些症状？为什么肝癌被发现时往往已经到了很严重的程度？什么样的饮食习惯容易诱发肝癌？首都医科大学附属北京朝阳医院理事长、党委书记、主任医师封国生为您讲解如何从生活点滴中保卫我们的肝脏。

* 肝脏的作用

肝脏是人体重要的代谢器官，也是血液净化中心、解毒中心和疾病防御中心，人体吸收的营养物质运输到肝脏进行代谢，通过静脉运输到肝脏的有毒物质进行解毒。肝脏还具有一些防御功能，肝脏有一种免疫细胞，可以把一些有害物质，包括细菌、产生抗菌负荷物等物质吞噬。另外，肝脏还可以合成一些人体必需的物质，包括白蛋白、凝血酶原、氨基酸等，以维持人体的一些营养和代谢。另外，肝脏还具有一定的造血功能、凝血

造成肝癌的主要原因是乙型肝炎和丙型肝炎感染。另外，不洁饮食中存在的亚硝酸盐和黄曲霉毒素以及饮酒，也是引发肝癌的重要原因。

功能等，可以说肝脏的功能很多。

* 肝癌的发生因素

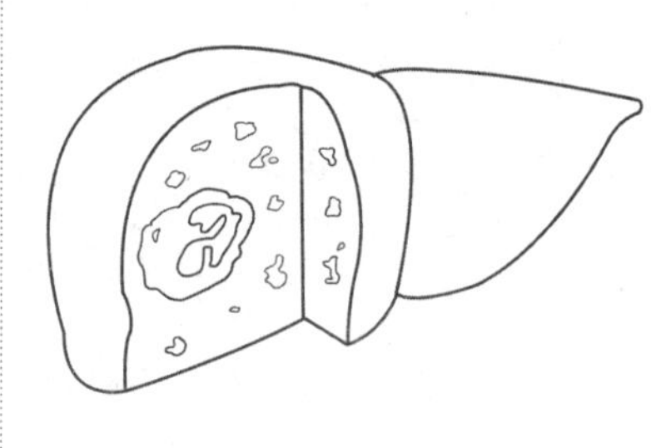

肝癌的发病率在肿瘤发病率当中占第三位，仅次于胃癌和肺癌。肝癌在中老年人群中最高发，且男性多发。肝癌的发生和以下一些因素有关：一是乙型肝炎病毒和丙型肝炎病毒的感染，也就是说肝癌和病毒的感染有关系，这是一个最重要的发病因素。在我国肝癌患者中，乙型肝炎病毒阳性率占70%～75%，可以看出乙型肝炎病毒的感染是导致肝癌发生的主要因素。感染了乙型肝炎病毒或者丙型肝炎病毒之后形成了肝炎，肝脏的炎症就会刺激肝细胞再生，形成结节，从而演变成肝硬化，肝硬化再继续发展，就可以发展成肝癌。即肝癌发生的三部曲：肝炎、肝硬化、肝癌。二是日常饮食中含有大量亚硝酸盐也容易引发肝癌，比如咸菜、泡菜、酸菜、剩菜等。三是吃一些霉变的食品，在霉变的食品当中含有一种霉菌，叫作黄曲霉素。黄曲霉素是一种毒性非常强的霉菌，比氢化物要严重10倍，比砒霜还要严重80倍，它的毒性仅次于肉毒毒素，是目前已知霉菌中毒性最强的。它一般出现于霉变的食品中，像花生米表面形成的绿色的膜。四是饮酒也可以导致肝癌的发生，它发生的主要原因是饮酒之后导致酒精性肝炎，随着酒精性肝炎的进展，可以刺激肝细胞坏死以后增生，形成酒精性肝硬化，酒精性肝硬化进一步演变，也会发展为肝癌。

虽然早期肝癌往往没有明显症状，但也会出现食欲不振、厌油腻和消瘦等情况，所以要在生活中加以警惕。

* 肝癌的症状

肝癌早期一般没有症状，可能有一些身体不适、消瘦、食欲不振、厌油腻、体重减轻等，九成的肝癌患者在早期是没有症状的，一般是通过体检发现肝癌。肝癌一旦到了进展期就会出现一些症状。其中最重要的症状是肝区疼痛，疼痛的原因在于肝脏里长了一个肿物，随着肿物的增大就会对肝脏的包膜产生刺激。疼痛的主要特点，开始是隐痛，丝丝拉拉疼，随着病情的进展可以出现顿痛、胀痛，当肿瘤侵犯到胆管里面时，会出现绞痛。肝癌一旦发作，可能出现癌肿破裂以及大出血，也可能出现剧痛。随着病情进展也可以在肝区或者上腹部出现肿物，这个肿物增长非常迅速，叫进行性肝肿大。摸着这个肿物，会有坚硬、表面不光滑等一些特点。此外，全身的一些症状也会逐渐出现，包括消瘦、体重下降、黄疸等，肝癌往往伴有肝硬化。因此，可以有食道静脉曲张以及消化道大出血等一些症状。

* 肝癌的常用检查手段

肝癌的常用检查手段中，非常重要的一项是检查甲胎蛋白，甲胎蛋白是一种肿瘤标记物，它对于诊断肝癌有相对的特异性。甲胎蛋白的正常值一般是在每毫升 15 微克以下，如果每毫升超过 400 微克，就应该注意了，有发生肝癌的可能性。除了甲胎蛋白之外，做肝功能化验，也可能会有一些酶学的改变。

此外，影像学诊断对于诊断肝癌是非常重要的，如 CT 检查，可以说是诊断肝癌的金标准。增强 CT 扫描可以明确肿瘤的部位、大小以及肿瘤是否发生转移、浸润等。

在体检中检查肝功、甲胎蛋白值对于肝癌的及早发现，有着很大的帮助，这两项只需要简单的抽血就可以完成。另外，CT、核磁、超声、造影等检查手段，可以对于肝脏的癌变情况进行明确诊断。

除了 CT 之外还有一些影像学检查，包括核磁、PET-CT、超声等这些影像学检查，都对诊断肝癌非常有意义。除此之外也可以通过肝脏的血管造影来对肝癌进行诊断。

* 肝癌的治疗方法

一般来说，肝癌的治疗有三个原则：第一个原则是要消灭肿瘤细胞，首先要把这个肿瘤细胞或者癌肿彻底消除。第二个原则是要消除残留的癌细胞，因为如果一旦发生肝癌，有可能经血行、淋巴道进行转移。所以在肝癌的局部肿块切除之外，还要消除残留或者转移的癌细胞。第三个原则是预防复发的可能性。

根据这三个原则，一般采取如下治疗办法：

第一，手术治疗。手术治疗对于肝癌来说是首选的治疗办法，主要的措施是切除癌肿发生部位的肝脏，即把局部的肝脏切除。除了切除发生病变的肝脏之外，还可以采取肝移植的办法。手术治疗的效果根据癌症发现的早晚会有不同。如果是早期肝癌，手术切除效果非常好，远期生存率比较长。如果进展期肝癌手术切除以后，五年生存率就要相对的短一些。

第二，肝癌的动脉化疗。通过动脉插管，把管子插到肝脏的血管中，然后将化疗药物注入肿瘤里面去。还可以注入一些栓塞剂，把供应肿瘤的血管阻断。可以达到两个目的，一是把癌细胞通过化疗药物消灭，二是通过栓塞剂，栓塞了供应肝癌的血管，把癌细胞饿死，从而达到治疗的目的。

第三，射频治疗。通过射频的设备直接插到肿瘤部位，插入之后射频刀可以打开，形成一个伞状物，进行局部加热，温度超过 100℃，可以直接把癌细胞杀死。烧灼是有一定范围的，一般是在5厘米以下。

第四，靶向治疗。肿瘤的发生可能与血管有关系，也可能与一些肿瘤标记物有关。现在有一些药物可以针对肿瘤标记物，对它有一些亲和力，起到阻断作用，达到治疗肝癌的目的，即是靶向治疗。

第五，细胞治疗。细胞治疗是针对残存肿瘤细胞核——肿瘤干细胞进行最后杀灭的武器。日本科学家发现，应用了细胞治疗和免疫治疗的患者，相对于那些没有经过细胞治疗和免疫治疗的肝癌手术患者，复发率较低且生存率较长，说明细胞治疗对于肝癌来说也是有一定的意义和作用的。

肝癌的治疗最为关键的是及早发现，及时医治，这样能取得较好的治疗效果，并能提高患者的远期生存率。

* 肝癌的预防

预防肝癌最重要的是预防乙型肝炎病毒和丙型肝炎病毒的感染。我国肝癌的发生主要与乙型肝炎病毒的感染有关，70%～75%的肝癌患者乙型肝炎的病毒都呈阳性。所以预防乙型肝炎病毒的感染，是非常重要的。

预防乙型肝炎病毒的感染，一是打乙型肝炎疫苗。打乙型肝炎疫苗可以明显减少或者预防乙型肝炎病毒的感染，乙型肝炎病毒的感染降低了，肝癌的发病率也就减少了。二是养成良好的饮食习惯，比如少喝酒。肝癌的发生其中很重要的一个因素是饮酒，所以少喝酒，保护肝脏对于身体的健康很重要。三是少吃或者不吃腌制的食品，这些食品当中含有亚硝酸盐，也是导致肝癌发生的一个因素。四是要防止吃一些霉变的食品，霉变食品当中含有黄曲霉素，黄曲霉素是肝癌发生的重要诱因。我们在做饭的时候要把米反复搓洗，也可以常晒粮食，防止粮食发霉。五是多吃一些有益于肝脏的食物，如新预防肝癌的发生首先要预防乙型肝炎和丙型肝炎，最有效的方法是注射肝炎疫苗，而且在生活中要少饮酒，尽量少吃腌制、熏炸、变质食物。另外，经常晾晒、反复冲洗粮食，也可以有效减少黄曲霉素和亚硝酸盐的摄入。

鲜的水果、蔬菜，富含维生素的饮食等。六是少喝酒，不抽烟，加强运动，防止肥胖，少吃那些油炸的食品等。这些生活饮食习惯都有益于肝脏的健康。

第五章

那些年一起抗癌的日子

讲解人：刘玉村
北京大学第一医院院长、普通外科主任医师

* 每天腹泻背后究竟有何隐情？
* 大便形状能够传递什么信息？
* 直肠癌与日常饮食有关系吗？

调查显示，肠癌在中国恶性肿瘤死亡排序中，排在第四位，而且发病率逐年上升，成为威胁人类健康的致命杀手。肠癌发病隐匿，如何才能发现？什么才是致癌真凶？北京大学第一医院院长、普通外科主任医师刘玉村为您解答。

* 排便习惯和大便形状的改变需警惕肠癌

二十几年前，赵先生的身体出现了异常。每天需上好几趟厕所，一连好几天腹泻不止，吃了许多止泻药也没有效果，半个月后来到医院检查，医生在化验单上写了一个单词——CA，医生并没有告诉他检查结果，只是说要进一步确诊，赵先生回家后一翻字典，CA——癌症。

专家提示

一般来说，直肠和结肠肿瘤都叫大肠癌，大肠癌主要的表现是排便习惯的改变。比如原来是成形的大便，现在不成形了；原来一天解一次，现在一天解两次、三次甚至更多，原来两天一次，现在变得一天一次，总的来说，各种改变都叫习惯的改变。案例故事里赵先生出现的问题为每天腹泻。

直肠癌在早期症状并不明显，一旦出现排便习惯的改变，排便次数增多，有便血，大便时有沟槽，一定要引起重视，及早到医院确诊。

直肠癌有一个特别的表现：如果直肠的病变离肛门比较近，再加上可能继发有感染，就会有里急后重的感觉，老想上厕所。病变也会引起小肠的蠕动加快，表现排便次数增多，大便稀，这是所谓普通意义上的腹泻。有的时候还可以看到大便变细，甚至在成形的大便表面，在某一个地方出现一个沟槽的痕迹，那是由于肠道长出东西导致的。

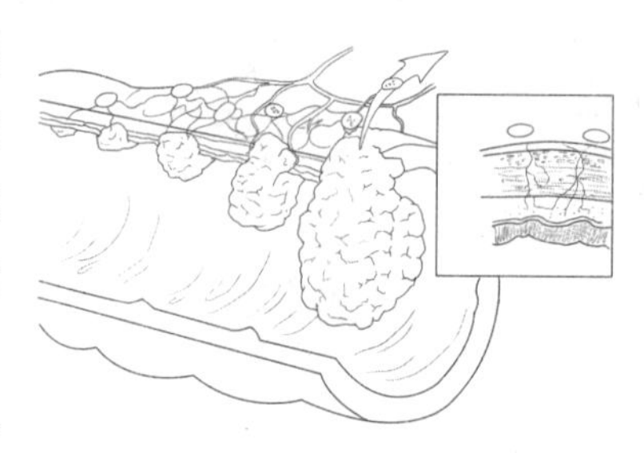

* 肠癌发现很简单　直肠指检早发现

直肠癌的诊断实际上非常容易，到医院做一个直肠指检，60% 的患者都能够得到诊断。因为直肠癌离肛门很近，检查时，医生一摸基本就知道有没有病变，病变侵犯了多大范围，病变距离肛门有多少，医生可以得到很多的信息。最终确诊要通过做肛门镜、结肠镜，化验是炎症还是癌症。

怀疑直肠癌应当早做检查，通过直肠指检很容易就能判断出来。如果进一步确诊可以做结肠镜。

* 直肠癌跟种族、饮食关系密切

直肠癌发病率有逐年增加的趋势，现在排在全身恶性肿瘤中的第 5 位。亚洲人跟欧洲人、美洲人比，胃癌多、肠癌少，亚洲人的第一代移民，到美国后跟在亚洲的生活是一样的，但是第二代移民到了美国，就发现肠癌的发病率接近美国人，而胃癌的发病率明显下降，由此可见，肿瘤除了有遗传倾向，跟种族、家族有关系以外，跟生活饮食习惯也有很大的关系。特别是高脂肪、高蛋白的饮食会增加大肠癌的发病率。

高脂肪、高蛋白的饮食会增加大肠癌的发病率，另外也跟种族家族遗传有关系。

前述案例中的赵先生年轻的时候喜欢吃肉，当时单位食堂条件好，每天供应排骨、红烧肉，而那个年代这样的待遇很难得，所以几乎天天吃。这与他患病也有着很大的关系。

* 直肠癌的手术治疗

患了直肠癌，首选做外科治疗。外科治疗里最经典的手术有两种，一种是保留肛门，另一种是不保留肛门。决定做哪种手术，第一个要考虑的因素就是肿瘤离肛门有多远，如果在5厘米以上，保留肛门的机会很大。如果离肛门5厘米之内，几乎没有保留肛门的机会。

直肠癌手术是否能够保留肛门，取决于肿瘤离肛门的位置，如果在5厘米以内必须切掉，然后进行直肠造瘘。如果超过5厘米则有希望保留。

要把肿瘤完整干净地切除，把近端的结肠跟肛门缝在一起，必须保证安全，同时把肿瘤切干净，所以从根治的角度看，像案例中赵先生的肿瘤离肛门很近，所以一定要把整个肛门切掉。切掉肛门以后再在肚子上面挖一个洞，即结肠造瘘，或者叫结肠造口，作为以后排泄的地方。

* 膳食平衡很重要　多吃粗粮防肠癌

人体很奇妙，大鱼大肉胃很喜欢，但是对肠道不好，是导致结肠癌的主要原因，而吃粗纤维的食物，胃不容易消化，但是对大肠有益。所以饮食也要采用中庸之道，膳食平衡。

中国传统的文化讲中庸，饮食也应该讲平衡。荤素搭配，各种东西都应该吃一些，不能偏食。特别强调的一点是，味道很重、很强烈的如麻辣烫、火锅等，它们对胃是不好的。一般来说，吃一些大鱼大肉对胃是好的，但是对肠道不好。如果吃的东西纤维素特别多，特别粗糙，则对胃不好，但是对大肠好。所以不能偏食，什么都该吃一点。

第六章

敬“胃”生命　呵护健康

讲解人：刘玉村
北京大学第一医院院长、普通外科主任医师

* 胃癌早期为何难以发现？
* 疲劳乏力与肿瘤有何关联？
* 贫血消瘦与胃癌有关吗？
* 黑色大便怎会成为胃癌的信号？

我国胃癌发病率逐年上升，但是究其原因很多人不明所以，专家将其归纳为麻、辣、烫，以及一些常见但不为我们重视的因素。胃癌早期的症状并不明显，我们该怎么远离胃病侵袭呢？北京大学第一医院院长、普通外科主任医师刘玉村为您解答。

* 胃癌的症状

胃癌分不同的阶段，如果是比较早期的胃癌，可能没有任何症状。因此，40 岁以上的人就应该定期做健康体检，有些体检里就包括排除恶性肿瘤的常规检查，如胃镜等。

疲劳、乏力，也是胃癌的表现之一。有的患者食欲不好，不想吃东西所以营养不良。查血色素（即血红蛋白）就会发现血红蛋白降低，即贫血。

胃癌患者除了会表现为乏力劳累之外，还会出现贫血的情况，因为一般胃癌患者食欲会下降，胃肠消化功能会影响营养的吸收，最后导致贫血。

* 胃癌的早期信号

胃癌还有一个表现，是黑便或者持续的大便潜血阳性。消化道出血有两种表现，一种是呕血，另一种是便血。如果出血的速度不是特别快、量不是特别大的时候，不伴有恶心或者呕吐的现象，血会被消化，顺着胃肠道往下走，到最后经过肛门排出，形成大家所能看到的黑色的大便。如果血量多，被胃酸消化酶作用以后，大便颜色就像柏油，实际上就是人们说的黑色的大便。

* 胃癌术后的注意事项

众所周知，做完了腹部的手术以后都会留下肠黏连的后遗症，因为肠粘连以后，肠道的内容物通过不顺利，医学上叫梗阻。东西越过不去，肠道的近端就会蠕动得越厉害。蠕动得厉害的时候，就表现为一种痉挛性的疼痛。患者会觉得肚子特别疼，一放松就缓解了，过一会儿又重复出现。可能一分钟几次，也可能几分钟一次。如果梗阻得很厉害，甚至会呕吐。

胃癌进行全胃切除后的患者，应当注意三点：①胃全切的患者饮食要规律，宜少食多餐。②尽量吃容易消化的食物，如汤面、馄饨，少吃富含纤维的蔬菜，像菠菜等，避免吃硬的食物或水果，如黄瓜、苹果等。③要注意休息，避免劳累和干重体力活。

* 胃癌的诱发原因

胃癌在我国发病率很高，在恶性肿瘤的死亡率中排在第三位，这与种族、遗传和卫生条件都有关系，其中十分重要的一条是饮食习惯。中国人常吃的食物里，有胃癌的发生除了跟遗传、慢性胃炎、胃溃疡等有关之外，跟饮食也有着很大的关系，医生列举了日常生活中容易致癌的几种食物：①腌制的咸菜，因为可能会有大量的亚硝酸盐。②油炸食品，尤其是油条、油饼。③麻、辣等刺激性食物。④过烫的食物。

一种含有致癌物比较多的食物，即腌制的食物。腌的咸菜、酸菜、泡菜等，它们含的致癌物的量相对较大。另外，油炸的食品，如油饼和油条，长期食用对胃不好，而且还容易引发其他的慢性病。

吃过烫的食物也容易诱发胃癌。太行山脚下食道癌和胃癌发病率较高，就是因为该区域有类似的饮食习惯的人太多，所以饮食要避免高温，包括中国人喝热茶的习惯也应该改变。我国北方很多地区喜欢吃烫的东西，像河南的烩面、山西的小米稀饭、陕西的羊肉泡馍，大家最熟悉的还有北京的面茶，因为刚出锅很烫，所以得转着碗喝。其实，中国的茶道讲究用小盅慢慢品，这小细节中就蕴含古人保护胃肠道的智慧。

第七章

莫让胃炎变胃癌

讲解人：刘玉村
北京大学第一医院院长、普通外科主任医师

* 胃癌的早期症状有哪些?
* 不良饮食习惯与胃癌有什么联系？
* 胃癌的首选治疗方法是手术切除吗?

十人九胃病，早期症状需谨慎；胃疼要警惕，莫让胃炎变胃癌。哪些症状是胃部病变的表现？北京大学第一医院院长、普通外科主任医师刘玉村，教您如何打好保“胃”战。

* 胃的功能

胃的第一个功能是食物初加工，先把咀嚼以后的食物碾碎，通过胃本身的机械蠕动，把食物碎成最小的颗粒。第二个功能叫食物的精加工或者深加工，要将胃酸、胃蛋白酶和食物混合起来，是一个化学加工的过程。

* 中晚期胃癌才有症状

胃癌患者李先生开始只是胃疼，也没在意，但症状越来越重，不单是前边疼，后背也疼，他形容就好像后背搓澡搓透了皮似的感觉，都不敢挨东西，吃饭也只能喝稀的，干的东西咽不下。这都是胃癌的症状吗?

早期胃癌没有明显症状，中晚期胃癌主要表现为胃疼、胃胀、呕吐、食欲减退等症状，并伴有短期内体重明显下降的情况。

专家提示

进展期的胃癌实际上是指中期和晚期的胃癌，会出现消化不良的症状。比如上腹部的不适、疼痛、饱胀甚至反酸、胀气等。也有的患者表现为呕吐，甚至有吐血或者黑便，全身觉得没劲，也有的人表现的是消瘦、贫血。这些症状往往都是进展期的胃癌，也就是中晚期胃癌的一些表现。所以，一旦出现症状往往已经不是胃癌的早期了。

* 胃炎与胃癌的关系

小王是一家公司的文员，最近一段时间他经常会出现胃疼的情况。但是他觉得谁都有不舒服的时候，自己平时工作忙，饥一顿饱一顿的于是胃就难受了。赶上胃难受的时候小王就会吃一点东西来安慰自己的胃，偶尔特别难受的时候还会吃一些药物来缓解一下疼痛的症状。那么他的这种做法到底对不对呢?

胃炎与胃癌的区别需要从病理上诊断，胃炎有一种类型叫萎缩性胃炎，一定数量的患者会演变成胃癌。

专家提示

胃炎跟胃癌之间的区别是病理上的区别。就是做胃镜的时候取胃黏膜，里面如果有炎症的细胞就管它叫胃炎，如果有肿瘤细胞就管它叫胃癌，这是病理的诊断。如果是第一次出现胃疼或者在这个过程当中情况又有变化，建议应该先到医院做个检查，看看到底是胃炎还是有更严重的问题。胃炎中有一种类型叫萎缩性胃炎，一定数量的患者会演变成胃癌。胃癌有一个演变的过程，不是每一个胃炎的患者都会变成胃癌，只是其中的一少部分。

* 胃癌的病因

不良的饮食习惯或生活习惯是非常常见的导致胃癌的原因。比如喜欢吃腌制的食品，亚硝酸盐是致癌物，在腌的咸菜中较多。特别是在东北，每年冬天腌制的白菜，亚硝酸盐的含量非常高。因此，东北地区也是中国的胃癌高发地区。另外，还有一些病，比如说胃溃疡、胃里长息肉或者因为其他疾病做过胃切除手术的，也容易得胃癌。除此之外，幽门螺杆菌的感染也是导致胃癌发生的一个非常确定的因素。

腌制食品中的亚硝酸盐是导致胃癌的危险因素之一，另外，幽门螺杆菌、胃炎、胃溃疡等胃部疾病也是引起胃癌的高危因素。

* 胃癌的四大高危人群

通过病因分析，胃癌一般是中老年男性高发。吸烟、大量饮酒、吃辛辣刺激食物的人都是高危人群。另外，胃里有一些基础病的人，比如溃疡病、胃炎、息肉等，也是容易患胃癌的高危人群。

常吃腌制食品、有吸烟习惯以及胃里有基础病的人都是胃癌的高危人群。另外，中老年男性也比较容易患胃癌。

* 胃癌检查的四大手段

一是胃镜检查。这是最直接的能看到肿瘤长在什么部位的检查，并且可以通过胃镜取胃黏膜做活检，进行病理诊断。二是钡餐造影。即给患者喝一种含有钡离子的像牛奶一样的液体。喝完了以后在检查台上滚动几周，让钡剂挂在整个胃黏膜上，然后在X线下就能看到胃的轮廓。哪个地方有溃疡、哪个地方有肿瘤、胃蠕动的情况怎么样都能看得见。三是B超。B超有一个问题就是不能取活检。四是做CT检查。它能够看到胃壁的厚薄，正常的胃壁很薄，一旦出现很厚的胃壁，往往都是胃癌。

胃癌最直接的检查方法就是做胃镜检查。此外，钡餐造影、B超、CT也是重要的检查手段。

* 胃癌的治疗方法

如果是早期胃癌，术后的五年、十年的存活率能达到95%以上，所以早期胃癌的手术效果是非常好的。但是中、晚期的患者，五年的存活率可能只有40%～50%。而化疗在胃癌患者中的有效率只有20%左右。放疗对胃癌基本上没有太大的作用。所以胃癌的患者还是要想办法早发现、早治疗、早手术，才能取得好的效果。

预防胃癌的发生，要保持健康的生活方式，睡眠充足、饮食健康、心情愉快。另外，一旦发现胃炎要积极治疗。

第八章

打好保“胃”战

讲解人：刘玉村
北京大学第一医院院长、普通外科主任医师

* 哪几种胃病易多发？
* 胃癌的先兆有哪些？
* 吸烟与胃癌有关系吗？

胃病莫轻视，麻痹大意伤性命。了解不同症状，才能区分胃炎与胃癌；知道如何去做，才好防止胃炎变胃癌。我们到底该如何打好保“胃”战？北京大学第一医院院长、普通外科主任医师刘玉村，为您开良方、解忧愁。

* 胃的位置和结构

胃入口的地方是食管，或者叫食道，食道跟胃相连接的地方叫贲门，还有胃底、胃体、胃窦、幽门，连接十二指肠。胃有好几层，外边包着一层浆膜，有肌肉，有黏膜，所以胃是一个厚实的器官。实际上胃就像一个“管状”器官，进食后，胃可以渐渐胀大，在没有摄入食物时，胃又会渐渐缩小。

* 三种常见胃病

胃酸、胃胀是症状，是人能感受到的，并不代表某个特定的疾病。胃病的分类，一种是炎症性的疾病，就是胃发炎了。发炎的部位不是所看到的胃的外边发炎，实际上是最里边的那层黏膜发炎。有些不光是炎症，腐蚀胃黏膜比较厉害的时候就形成了一种溃疡，是比胃炎更深入的发展，这是第二种胃病。第三种胃病是癌症，长在胃上的癌症就叫胃癌。

* 胃癌的先兆

小李的胃经常不舒服，这种感觉有三五年了。不过，他也从不在意，一感觉不舒服，就吃几片胃药，过一会儿症状就缓解不少。他觉得吃点治胃炎的药就有效果，这胃肯定没什么大事，他的这种想法到底对不对呢？

胃不舒服，吃药一段时间并没有好转，或者吃药好转以后又有加重，最好到医院进行检查。

专家提示

胃部的症状，如果吃点药，确实短时间内就好了，并且也不复发，不去就医关系也不是太大。如果吃药一段时间并没有好转，或者吃药好转以后又有加重，这样的情况最好到医院进行检查。

* 早发现、早治疗　抵御胃癌杀手

当胃疼的规律出现变化，例如：原来疼得不厉害，最近一段时间加重了；原来是白天疼，现在夜里也疼了……这些都有可能是胃癌的先兆，如果出现以上状况一定要及时到医院就诊。另外，还建议40岁以上的人群特别是有严重胃炎史的老年人，每年最好做一次胃镜检查，防患于未然。

* 要胃好　先戒烟

肺里有非常丰富的血液循环，尼古丁进入肺以后，实际上就进入到人体的血液循环里了，作用在各个脏器，最主要的是作用在大脑，同时也作用在胃。因为胃的黏膜也有血液的供应，有害物质也能到这个位置来。很多人认为吸烟是进入肺，实际上每天吞咽大量的空气，胃里面也会进气，所以吸烟的时候也会有烟雾直接进入胃里。

肺部内有丰富的血液循环，尼古丁进入肺以后，就进入人体的血液循环，作用在各个脏器，其中就包括胃，因为胃的黏膜也有血液的供应，吸烟的时候也会有烟雾直接进到胃里，伤害胃。

* 胃炎会不会发展成胃癌

胃炎也分好多类型，其中有一种类型比较重，叫萎缩性胃炎，或是普通的胃炎有黏膜细胞的变化，严重的胃炎会日积月累、长年累月的刺激，有一部分患者可能就演变成胃癌。另外，溃疡病是良性疾病，时间长了也有一部分患者会变成胃癌。所以有这些问题的患者要勤做检查，早期发现。当然，胃癌跟遗传也有一定的关系，比如家族里边患胃癌的人多，那就要高度重视。

* 健康小贴士：

养胃法宝之一：不吃腌制食品。
养胃法宝之二：不吃剩饭剩菜。
养胃法宝之三：戒烟。

第九章

拥有健康　从“肠”计议

讲解人：刘玉村

北京大学第一医院院长、普通外科主任医师

* 肉食主义为何成为大肠癌的危险因素？
* 肠道的清道夫是什么？
* 出现便血是痔疮还是肠癌？

如今人们吃得越来越精细，尤其是大量摄入高脂肪、高蛋白的食物，胃癌的发病率有下降的趋势，但肠癌的发病率却在急剧上升。肠癌有哪些症状？又该如何预防？北京大学第一医院院长、普通外科主任医师刘玉村为您解答。

* 肠癌与饮食结构相关

人们的生活水平提高以后，饮食的结构改变导致肠癌的发病率也在逐渐提高。在国际上有这样的例子：中国人有很多移民到欧美，第一代的移民跟在中国生活的人肠癌发病率是一样的，但是到了第二代的移民，肠癌的发病率明显上升，甚至接近欧美人，可见肠癌发病率逐渐增高跟饮食习惯的改变有关系。

高脂肪、高蛋白、少纤维的饮食习惯易使人患上肠癌。所以我们一定要做到均衡饮食。

人们常把肉类分为白肉和红肉。白肉像鸡肉、鱼肉，红肉就是猪、牛、羊肉。但无论是哪种肉，它的蛋白含量和脂肪含量都很高。有些人觉得瘦肉就没有脂肪，其实瘦肉里头也有相当高的脂肪成分，所以，以肉食为主的人，从人群来讲肠癌的发病率较高。

* 肠癌的早期症状

肠癌有什么样的表现，跟肿瘤的位置有关。若肠癌发生在直肠，患者的一般表现为便鲜血，若发生在盲肠的位置，往往没有局部的表现，而是一种全身性的表现。

刘玉村院长见过一位女患者，她老觉着浑身没劲儿，但是她自己也没太在意，她第一个表现是埋怨她丈夫，自行车坏了不给修理，她自己说自行车都蹬不动了，应该上点油。丈夫试了试没问题。实际上是她自己身体出了毛病，等到了比较严重的情况她才到医院看病。她一进门刘玉村院长就知道她是患者，因为她的病写在脸上——非常严重的贫血，使她脸色苍白。

一查她的腹部，就在右下腹，盲肠的位置，能摸到一个包块，一旦能摸到肿块已经是晚期了，所以尽管也给她做了积极的手术，但是患者只存活了一年。

* 肠癌便血要与痔疮区分

肠癌的便血往往和大便混在一起，如果直肠末端长了癌，便血有时候跟痔疮不好区别，因为它离肛门很近，很可能看到的就是类似痔疮的鲜血。所以一旦有便血，第一步就要到医院去检查。对直肠癌的诊断有很简单的办法，外科大夫给患者做的最简单的检查就是直肠指诊，60% ～ 70% 的肿瘤都能摸得到。

便血不仅仅是痔疮的表现，也有可能是肠癌的症状，所以不可心存侥幸、麻痹大意，一定要及时去医院排查，以免延误病情。

第十章

头号致命慢性病——肺癌

讲解人：许绍发

首都医科大学附属北京胸科医院院长、胸外科主任医师

* 肺癌与情绪有怎样的关系？
* 关节疼为何有可能是肺癌在作怪？
* 什么检查方法能准确有效地发现肺癌？

肺癌被称为人类健康的第一杀手，死亡率、发病率居所有癌症之首；病情发展过程隐秘，潜伏很深，不为人知。如何早期发现最具杀伤力的癌症的蛛丝马迹？首都医科大学附属北京胸科医院院长、胸外科主任医师许绍发带您认识头号致命慢性病——肺癌。

* 肺癌与生活习惯的关系

癌症中的头号杀手是肺癌。目前全世界人群中肺癌的发病率在十万分之五十到十万分之六十。即 10 万个人中有 50 ～ 60 个人会患肺癌。肺癌是人造的疾病，肺癌与人为因素、行为因素、习惯因素是密切相关的。

* 肺癌早期无症状

王女士刚刚退休，本应好好享受退休后的美好时光，可就在 2010 年 4 月的一天，她突然感到嗓子里有什么东西卡着似的，于是拼命地咳嗽想把异物咳出来，可是越咳越痒。开始王女士以为是支气管炎，吃了点药，可是

两周过去了，咳嗽的情况没见好转。一天，她发现自己吐出的痰中竟然有血，这令王女士有些害怕，于是赶快来到医院检查，诊断结果为肺癌。

专家提示

癌细胞长在支气管，因此，会感觉总咳不干净，或是持续性地剧烈咳嗽，这是肺癌产生咳嗽的特点。肺癌出现痰中带血，与肿瘤生长在支气管的位置有关，当肿瘤表皮破损，导致出血时，就会出现痰中带血的情况了。最常见的是痰中带血丝。此外，肺癌还会出现隐隐胸疼的情况，胸膜几乎没有神经，如果是肿瘤造成胸疼，往往说明肿瘤已经超出了肺脏。大部分肺癌没有症状，它发生发展过程很隐秘，一旦有了症状通常就已经到了中、晚期。

咳嗽、咯血、胸痛、发热、胸闷、气短都是肺癌最常见的典型表现。

* 肺癌的间接症状

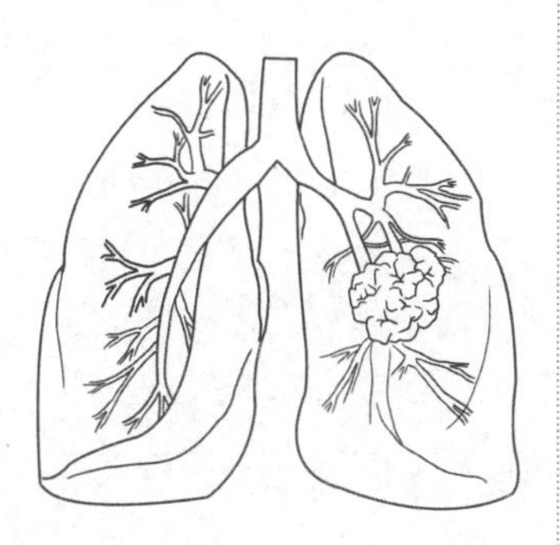

肺癌的症状有直接症状和间接症状。如胸闷、胸部的不适或者是胸疼，还有一些患者感觉气短、呼吸困难，这些都是肺癌的直接症状。其实肺癌会有很多间接症状，间接症状往往让我们想不到它与肺癌的发生会有什么关系。

1. 杵状指

手指和肺离得很远，没有直接关系，但是很多人到医院去看说指头大了，做个胸部 CT，有可能杵状指与肺内的原发病变有关系，医学上叫肺癌的肺外表现。杵状指最常见的原因不是肺癌，而是慢性阻塞性肺部疾患，它是一种由于肺部缺氧造成的症状。由于肺癌会分泌一种类生长激素性的物质，这种激素会使骨头长大，使骨关节发生变化，形成杵状指。

2. 突然发胖

如果中老年人，没有暴饮暴食、没有长时间吃易发胖的食物却在短期内突然变胖，有可能是肺癌的原因。肺癌会分泌类肾上腺皮质激素，相当于大家平时说的激素。没吃激素也没过分吃东西还是长胖，这也可能与肺癌的发生有关。

3. 关节疼痛

王女士自2009年起总感觉自己的膝关节隐隐作痛，开始怀疑自己患了关节炎，可到医院骨科和风湿免疫科检查并没有发现异常，直到2011年3月，她被诊断为肺癌，医生告诉她腿疼的现象是由肺癌引起的。王女士非常纳闷，膝盖在腿上，肺却在胸腔，它们之间怎么还会有关联呢？

专家提示

肺脏除了呼吸功能外，还具有内分泌功能，它可以产生一种类皮质激素，当肺癌出现时，就会产生这种激素，会影响关节，从而导致类似于风湿、关节疼的情况出现，称为肺外的关节症状。到一定年龄以后，每个人关节、骨骼都会有退行性改变，这是很自然的。在退行性改变的过程当中，一定会有相应的症状，比如关节酸、关节疼、走路不舒服等，最常见的还是骨关节病变本身的问题。但是如果骨关节的病变感觉与以往有不同时，就要提高警惕了。比如30岁、40岁左右，关节就出现相应症状，这个症状持续20年、30年没有变化不可怕，但是如果发生变化就要提高警惕。

肺癌可能发生一些肺外症状，如杵状指、突然发胖、异常的关节疼痛等。

* 肺癌的检查

王女士平时很关注自己的身体健康，每年都进行常规体检，一年前她体检完，一切常规指标都算正常，可是第二年3月她出现了咯血，一查就被医生确诊为肺癌晚期。一年前体检时拍摄的胸部X线片明明显示是正常的，怎么突然就如此严重了呢？

专家提示

发现肿瘤最简单、最直接的办法是胸部X线片和胸部CT，但是由于胸部X线片敏感度较差，因此1厘米以内的小病灶通常不能被发现。目前，CT扫描是癌症筛查的主要办法。

拍摄胸部X线片作为排查肺癌的手段，无法准确发现肺部的细小病灶，只有通过胸部CT扫描来排查肺部病变，才可早期发现肺部肿瘤。

* 肺癌的治疗手段

外科手术是治疗肺癌最重要的手段之一。但是，肿瘤的治疗需要医患之间共同治疗，治疗效果取决于发现的早晚，早诊断、早发现、早治疗是治疗任何肿瘤最好的办法，而患者要增加自己的信心，恢复免疫机能非常重要。

肿瘤的治疗应该达到两个目的：一是生存，二是提高生活质量。

第十一章

弥散在身边的致癌真凶

讲解人：许绍发
首都医科大学附属北京胸科医院院长、胸外科主任医师

* 致癌真凶究竟是谁？
* 局部环境污染会造成肺癌吗？
* 该如何保养我们的肺？

弥散在我们身边的致癌真凶会是什么？预防肺癌，又该如何对我们的肺进行保健？保护肺部健康从身边做起，首都医科大学附属北京胸科医院院长、胸外科主任医师许绍发为您揪出弥散在身边的致癌真凶。

* 肺癌的原因

王先生 50 岁，20 岁的时候开始抽烟，由一天几支到以后的一天两包烟，虽然知道抽烟对身体不好，但是一直没有戒掉。直到 2011 年，王先生出现了严重咯血的症状，被诊断为肺癌，这才让他意识到这多年吸烟竟然会带来致命的打击。

专家提示

吸烟是造成肺癌最主要的原因之一，但不是唯一因素。吸烟的危害究竟有多大，通过模拟人体吸烟的实验就可以一目了然。实验装置模拟抽了 150 支香烟的效果，结果瓶子里水的颜色已经微微变黄。3 小时 20 分钟后，抽掉 380 支香烟，水已经变成了黑色。当完成模拟抽了

400支香烟后，将液体倒入锅中加热得到了一个惊人的数据，400支香烟乘以每支180毫克焦油量等于7200毫克的焦油，可以想象400支香烟凝聚在人的身体里，会对身体造成多么严重的危害，而且吸烟还会影响身边的人的健康。

吸烟产生的有害物质促进了癌细胞的生长，吸烟造成的危害是长期的、慢性的、累积的，肺癌的发病取决于吸烟的时间、吸烟的量以及开始吸烟的年龄。危害最高的是吸烟开始时间早，吸的时间较长，每天吸烟量大的人群。可以用吸烟指数来对吸烟进行评价。吸烟指数是指，每天吸烟的支数乘以吸烟的烟龄，结果在400以上，则证明已是肺癌的高危人群，比如烟龄30年，每天吸烟20支，那么吸烟指数就是20乘以30等于600。如果不能立刻戒烟，则需要把吸烟指数降低。值得注意的是，通常二手烟会有很多烟混合在一起，之间往往会发生反应，甚至产生新的有害物质。因此，二手烟对人的危害比直接吸烟还要大。

装修材料也可致癌，装修材料中含有致癌物质，因此，在装修前，一定要考虑装修材料的问题。局部空间污染，仍然是造成肺癌发生的原因，但是它比吸烟和放射性物质的强度要差。厨房中的致癌物主要来自：①锅里的烟，油烟是油加热高温后裂解的一种致癌物质，用少量高质量的油，不反复加热，就会降低小环境里致癌物质的含量；②热源产生的致癌物质，比如煤气、天然气，因此用电实际上比用气更健康。

吸烟是肺癌的最主要的发病原因之一，二手烟对人的危害比直接吸烟还要大。有的装修材料可能致癌，选择需谨慎。厨房的致癌物也不容小觑。

* 肺癌与肺内基础病的关系

仅仅是吸烟能诱发肺癌吗？情况并没有那么简单。

慢性支气管炎、哮喘、肺结核等肺部基础病也是诱发肺癌的重要因素。想要保持肺部健康，加强锻炼、预防感冒十分关键。

患者老李不仅常年吸烟，而且有多年的肺气肿。尤其是在春天，昼夜温差大，只要一着凉，咳嗽就加重、呼吸也比较困难。那么，这肺部的基础病会不会是诱发肺癌的帮凶呢？

肿瘤是在组织破坏以后修复期间发生的，肺一旦有基础病，无论是气管炎、肺结核，还是其他感染性疾病，都是正常组织被破坏，加上个人免疫力差和先天因素导致的某种基因缺失，就会使细胞在修复过程中发生基因突变。另外，防止感冒是减少肺内基础疾病发生最好的办法。

* 肺癌的其他诱因

在我们的居家环境中，氡是比较常见的致癌物质，它是一种放射性气体，和肺癌的发生密切相关。当氡被吸入体内后，其衰变产生的阿尔法粒子可对人的呼吸系统造成辐射损伤，诱发肺癌。氡的分布很广，每天都在我们的周围，而且就藏在家家户户的房屋里面。氡是放射物在衰变过程中产生的一种物质，大理石、天花板、水泥地面都含有氡，致癌物质存在于装修材料中，在家庭装修时，就会将致癌物质请回家。

大芯板曾是十多年前家庭装修必不可少的装修材料之一，里面含有大量的醛。水泥地面比大理石地面致癌物要少。木地板释放氡、醛、苯含量比较低，前提是木地板不能被含放射性物质污染。木地板能够把我们地面上有害物质吸收和阻拦，木地板装修对放射性物质的减低吸收有好处。如果致癌物质的浓度较低时，对人体的伤害不会很大。

* 肺癌的预防

保持家庭环境健康最好的办法是开窗通风。空气净化器确实有一定的吸附灰尘和杀灭细菌的作用，但它对看不见摸不着的化学物质无效。

每分钟有 1 ～ 2 次深呼吸是不由自主的，是肺的自我洁净、自我保护，空气中的尘埃在肺里积累到一定程度，要通过呼吸道排出体外。微物质可顺着气道中的绒毛向大气管方向滑动，到一定程度就能够咳出来。肺需要润，有害物质在肺泡里沉积后，湿的环境更容易滑动。深呼吸可以让肺泡过度膨胀，方便尘埃的排出，最好的保护肺净化功能的方法是喝水，每天保证一定的尿量。除了排尿，呼吸道也是重要的水分排掉的途径，保证水的饮用量，无论对身体健康还是肺部健康都非常有利。

保护呼吸道，要多喝水，多做深呼吸，这有助于清除肺内的有害物质。另外，勤开窗通风有利于去除家中的致癌物质，营造良好的室内环境。

* 肺部的保护方法

网上有很多预防二手烟侵袭的小偏方。第一个方法，点香味蜡烛消除烟味法。蜡烛点燃后香气冲淡烟味，嗅觉上感觉舒服些。第二个方法，植物净化法。室内放能净化二手烟的植物，通过植物的呼吸作用吸走环境中一些有害气体。第三个方法，加湿器去烟法。在封闭的环境下，无法躲开香烟的影响，打开加湿器稀释一下周围环境里的烟雾浓度。那么这些做法真的有效吗？

首先，蜡烛没有降低任何致癌物质残留的作用，蜡烛中和烟的气味，可起到降低或消除烟味的作用，但真正的致癌物是无色无味的。

绿叶植物对净化空气有一定的作用。绿叶植物，像橡皮树等大叶、绿叶、厚叶的植物有一定的吸附作用，但是吸附能力极为有限。

不是所有的加湿器都对健康有利，有些加湿器将空气湿化后，空气中的有害物质颗粒变大，被人吸入体内后，更不易排出，反而会滞留在肺里。给房间加湿，要取决于房间的保温程度、密封程度以及空气的流通程度，如果房间保温性差，房间的墙壁很凉，加湿后的空气就会进入墙里，反而会感觉墙上很潮湿，人却吸不进去。

活性炭具备吸附某些有害物质的作用，但是取决于它吸附的量，当空气中的浓度过高，活性炭的作用并不会很大。

保健肺部要从润肺做起，多喝水，吃梨、枇杷这类水果可以起到很好的润肺效果。同时，通过深呼吸、游泳的方式扩大肺活量，可达到锻炼肺部的功效。

正确保护肺的方法是润肺，润肺后，肺泡细小支气管里吸附的有害粉尘、有害物质甚至杂物，就会从肺泡当中的支气管黏膜里脱落下来，就可以咳出，而润肺最好的方法就是喝水。

在单位时间内超出常态量体育运动对保护肺非常有利，因为肺是接受刺激最多的、容易生病的器官。通过锻炼，可以增强肺抵抗疾病的能力。

第十二章

认识消化道肿瘤

讲解人：沈琳
北京大学肿瘤医院副院长、北京市肿瘤防治研究所副所长、消化肿瘤内科主任、主任医师

* 胃癌有哪些预警信号？
* 慢性萎缩性胃炎会不会癌变？
* 关于直肠癌有哪些您所不了解的真相？

胃部不适的情况，相信大家都经历过，如果胃部不适，通常您都会怎么办呢？据调查统计，一部分人觉得这是个小问题，对其不太在意。还有一部分人选择到药店买药缓解症状，但如果告诉您，胃部不适可能是一种致命疾病发来的预警，您还会这么不在意吗？胃疼、胃酸、胃胀，这些常见的症状背后，为何会与胃癌有千丝万缕的联系？直肠癌为何发病率陡然增加？北京大学肿瘤医院副院长、北京市肿瘤防治研究所副所长、消化肿瘤内科主任、主任医师沈琳为您讲解。

* 胃癌也可以提前预警

60岁的李先生，很多年前就经常觉得胃很不舒服，一到吃饭的时候就觉得想吃但又吃不下，好不容易能吃点东西却发现吃完之后胃特别难受，隐隐作痛伴随着灼烧感。于是他不得不来到了医院，通过胃镜检查被诊断为胃溃疡。这一年来，一感到不舒服他就自己服些药物，

症状也能有所缓解，因此他几乎没有再复查过。但最近李先生却在上厕所的时候发现自己的大便颜色特别的黑，原先70千克的他，近期体重降了15千克，满心疑惑的李先生不得不来到医院进行了检查，检查结果显示他已经是胃癌晚期，而且已经发生了肝转移，失去了手术的机会。

专家提示

我们可以通过一些蛛丝马迹发现胃癌，如果发现胃不舒服要及时进行检查和治疗。及早地检查治疗，可能就不至于让胃癌发展到晚期。所以要了解哪些迹象、哪些疾病要引起我们的警惕。最明显的是胃溃疡，实际上很多人都有溃疡病史，甚至是胃溃疡的穿孔史，胃出现穿孔说明溃疡很深，已经将胃壁全部侵蚀。曾经有个患者胃溃疡穿孔出院以后觉得身体好了，就没有遵医嘱定期随诊、检查。过了几年以后，他的溃疡病就发生了改变，因为反复的溃疡不愈合发生了变异。胃溃疡是胃癌里最重要的一个癌前病变，所以如果有溃疡病史，一定要注意，胃溃疡容易变成胃癌。但是需要和胃癌区别开，胃溃疡不是癌，是癌前病变。出现胃溃疡不等于一定会患胃癌，但是要不注意的话就很危险。

胃溃疡是胃的癌前疾病，中老年人的胃内溃疡最容易癌变。因为老年人胃黏膜功能下降，反复的修复和炎症刺激加重了胃癌的发生。中老年人出现胃溃疡一定要及时治疗。

* 胃溃疡须及时治疗

胃溃疡一定要找消化内科的医生及时进行药物治疗。通过药物治疗可以使胃溃疡完全愈合，一般6～8周就可以恢复。溃疡不是一天形成的，治愈后会随着季节、饮食或身体状况改变而复发，所以需要定期检查。如果康复后溃疡消失，就不会发生癌变，但如果溃疡反复发生就容易恶变。所以胃溃疡面积比较大或反复用药物治疗效果不佳的患者，必要的时候需要采用手术治疗。现

只要患有胃溃疡，就一定要及时到消化内科进行药物治疗，一定要定期复查。

在药物治疗越来越好，需要采用手术治疗的概率与以前相比大大下降。

* 胃溃疡分良性与恶性

第一，有些溃疡从发生的时候就不是良性溃疡，它本身就是恶性溃疡。溃疡病需要治疗一段时间以后随诊，要避免跟良性的溃疡混淆。

第二，老溃疡的变化。如果原来的老溃疡是偶尔疼痛，现在发现疼痛变得不规律，这就提醒溃疡可能发生了质的改变。

第三，溃疡病伴便血。发现大便里带血，或者反反复复有大便潜血，这个时候一定要注意，是不是溃疡病发生改变了。这些蛛丝马迹提醒我们要进行深入的检查。

如果胃疼的频率很高，如果经常感到食欲不振和大便带血，有可能是胃癌在预警，要及时到医院进行胃镜、大便潜血和抽血检查。

* 慢性萎缩性胃炎也有癌变可能

60 岁的老李最近半年总感觉胃痛，有的时候还会恶心呕吐，忍无可忍的他来到了医院。经过胃镜检查大夫发现，老李的胃黏膜存在严重问题，被确诊为慢性萎缩性胃炎。但他认为这只是一种普通的胃炎，于是也没在意，每天依旧大鱼大肉，经常吃火锅。那么这慢性萎缩性胃炎到底是什么样的疾病呢？久治不愈真的就会发展成胃癌吗？

专家提示

慢性萎缩性胃炎属于慢性胃炎里的一种。慢性胃炎分为两种：浅表性胃炎、萎缩性胃炎。萎缩性胃炎，是指胃黏膜表面的上皮萎缩，导致屏障作用减弱，实际上胃本身的环境是呈酸性的，pH 值在 1 左右，如果没有这

胃黏膜是屏障，保护胃不受伤害，老年人胃黏膜功能减退容易得慢性萎缩性胃炎，这是一种癌前病变，通过饮食和生活规律的调整，再服用医生开的药，就可以避免癌变。

层屏障，胃酸就会损伤胃黏膜，胃黏膜就会进行自我修复，反复的损伤、修复就使得胃黏膜产生变异，因此患病的概率较正常人高。但胃黏膜损伤跟胃溃疡比，发生胃癌的概率要低。

* 胃部不适不能随意自行服药

胃疼首先要观察频率，如果不是经常出现胃疼，则可以吃一些止疼药来缓解，但如果是经常反复的胃疼，则不建议吃止疼片类的药物，应及时到医院的消化内科进行检查，排除胃癌。

大家都说久病成医，有时药物作用确实短时间能够一过性地改善症状，但是反反复复地使用药物，其实是在潜移默化当中使身体发生了质的改变。中国人不管什么病，都喜欢吃药，特别是抗生素类的药物，这些药物实际上对胃损伤非常大。所以要注意，药不能随便吃，药物有可能损伤胃、肝、肾这些重要器官。

* 酸菜鱼可能吃出胃癌

2013年8月26日，某知名网站爆料，南京一名26岁女子胃部不适4个月，来到医院经过检查发现她全胃弥漫性癌浸润，医生不得不对她进行了全胃切除。医生通过问诊了解到，这名女子无胃癌家族史，而一个细节让医生找到了答案。她这几年特别喜欢吃酸菜鱼，每天都要吃一顿。那么常吃酸菜鱼真的会导致胃癌吗？

专家提示

长期吃腌制食品有患癌可能。

这位患者患胃癌不一定跟吃酸菜鱼有必然关系，但是酸菜鱼里面确实有两大因素，可能会与胃癌的高发有关，一个是高盐，另一个是含有亚硝酸盐。高盐饮食对胃损伤是比较明确的，跟胃癌发生相关。另外，就是像酸菜这样的腌制食物当中含有致癌物质亚硝酸盐，因此这两个因素加在一起，对胃癌的发生产生了非常大的影响。

* 吃出健康胃　远离癌侵袭

红薯糖分比较高，因为它主要成分是淀粉，有的人吃完以后会出现反酸。因此有溃疡病的时候，吃红薯不是一个很好的选择，特别是老年人。

牛奶对胃黏膜有一些保护性作用，比较温和养胃，但也要选择合适的时间，如不能空腹。空腹喝了以后牛奶就相当于变成了普通的碳水化合物，胃直接把它消化掉，但实际上它里面还含有对身体营养有好处的蛋白质没有被利用。

很多蔬菜，特别是蘑菇，里面都含有抗氧化剂。还有一些蔬菜含有多糖类的东西，对身体和免疫系统都是有好处的。另外，蔬菜含有很高的纤维素，像菜花，它的纤维素含量比较高，对我们整个胃肠道有清理作用。

大蒜当中含有大蒜素，可以有效杀灭胃里面的另一个可能致癌的物质——幽门螺杆菌，保护胃黏膜。将蒜烧熟后食用对胃更好。绿茶、红茶含有茶多酚，每天喝茶有好处，但喝浓茶会损伤胃黏膜，因此喝茶要清淡。

* 第二大消化道肿瘤——肠癌

在我国，直肠癌和结肠癌加在一起，在城市发病率已经超过胃癌了，直肠癌的发病率又略微高于结肠癌，也就是说结直肠癌里面，中国人更容易患直肠癌。像炎症、溃疡性结肠炎、克罗恩病、慢性的细菌感染或是一些痔疮的反复感染，都容易诱发直肠癌。结直肠癌的发病因素较胃癌病因更清楚。第一，直肠是大便出口，大便如果干结，会损伤该部位。第二，粪便里含有大量细菌，如大肠杆菌，细菌的感染容易引发直肠癌。第三，慢性肠炎、溃疡、结肠炎易引起直肠癌。第四，有家族性结肠息肉，也容易发生结肠癌。

直肠癌在早期通常没有症状，长期抽烟、喝酒、不规律的作息，肥胖、缺乏运动，都增加了直肠癌的风险。存在这些危险因素就应及时检查了。

国外结肠癌患者比例较多，但直肠癌发病率相对较低，直肠癌在国外大概占到所有肠癌患者的 30%，在我国占到 50% 以上。直肠癌跟卫生、病毒感染也是有关系的，所以对于直肠癌来讲，治疗比结肠癌难度更大、对人的生活质量影响更大。如果直肠癌的位置特别靠近肛门口，手术以后需要在肚子上做一个人造肛门。

* 简便筛查　直肠癌早发现

直肠癌容易与痔疮、肛裂混淆，定期体检对直肠癌的早期发现非常关键，直肠指诊可以查出将近 70% 的直肠癌，是最简单最有效的办法，建议每年做一次。而大便带血极有可能就是直肠癌的一个表现，出现这样的情况一定要及时到医院消化内科检查。

医生进行直肠指诊大概能探查到肛门内 7 厘米左右，直肠最多发的部位往往就在中下段。有些外科医生可以通过这 7 厘米查出将近 70% 的病变。如果是肿瘤的话，摸起来跟正常的肠黏膜、痔疮是不一样的。

“十人九痔”，如果发现大便带血，往往代表身体可能已经发生改变了。另外，有些人去切痔疮，到医院检查以后才发现不是痔疮，实际上是肿瘤。

* 三类人群更应警惕消化道肿瘤

第一类，糖尿病患者。糖尿病患者抵抗力比较差。流行病学的调查发现，糖尿病的患者患肿瘤的概率是正常人的 5 倍以上。如果是初发的糖尿病，如两年内刚刚患上糖尿病，一定要注意检查胰腺，因为很多发现胰腺癌的患者在两年内都有新的糖尿病病史。病史较长的糖尿病患者的抵抗力呈下降的趋势，免疫系统也是异常的，这些患者容易患肿瘤。因此，糖尿病的患者不单要查心脑血管、末梢神经系统，还要注意肿瘤专科体检。第二类，胆囊切除以后的患者，发生结直肠癌的概率也比正常人高。原因主要是胆汁无法储存，随时可以往肠道中排，胆汁对肠黏膜有一定损伤，而且会影响肠道菌群的正常生存环境，改变肠道的内环境，从而使患者容易得结直肠癌。第三类，有家族息肉史或家族性肠癌史的患者。这一原因导致结肠癌的患者非常多见，因此有家族史的人应格外重视定期检查。

糖尿病患者、胆囊切除的患者、有肿瘤家族史的人消化道肿瘤高发，建议每年到医院进行体检。

第十三章

吃出一副好肠胃

讲解人：沈琳
北京大学肿瘤医院副院长、北京市肿瘤防治研究所副所长、消化肿瘤内科主任、主任医师

* 哪些食物有患癌风险？
* 防癌食物有哪些？

常吃炒肝、卤煮，会增加患胃肠道肿瘤的风险。常吃的腌菜、大酱，其实正在慢慢危害我们的健康。大蒜、绿茶、维生素，到底能否把癌防？北京大学肿瘤医院副院长、北京市肿瘤防治研究所副所长、消化肿瘤内科主任、主任医师沈琳为您一一解答。

* 吃得香不等于吃得对

生活中，人们常常有一个观念，就是要吃得香，喝得好，睡得下。但是，有时候吃得香并不等于吃得对，一些食物稍不留意，吃到嘴里就变成了灾难。如果不能采用合理健康的饮食方式，有时食物也会给我们点颜色看，可不仅仅是腹泻那么简单，它可能会带来恶性肿瘤的风险。

老百姓有一种说法，叫“吃哪补哪”，这是一个误区。就比如卤煮，里面有肚有肠，但是多吃并不能补肠胃，相反，若是经常吃反而会增加患胃肠肿瘤的风险。因为卤煮中含有很高的胆固醇和大量的脂肪，这些胆固醇和

脂肪进入肠道以后，通过肠道细菌的分解代谢会产生致癌物质，在肠道内长期停留就会导致肠道肿瘤。

* 保护胃肠　从烹饪方式做起

蔬菜尽量生着吃，或用水焯着吃，炒菜会将蔬菜中的营养物质破坏，油温过高还会增加其中的致癌物质。

高温的油会产生很多的致癌物质，同时它也会把菜里面的很多营养物质破坏掉。所以一般的蔬菜、水果，在制作的过程当中尽量生吃，或者简单地用水焯一下，或者烧菜的时候油温不要太热，养成良好的饮食习惯。

* 保护肠胃　少吃腌菜和熏肉

腌制和烟熏的食物，为了保持其不变质，都含有大量的盐分，尤其是腌制后的食物。食用这类食物，在胃肠道里会产生非常高浓度的亚硝胺类的物质，而亚硝胺类的物质现在已经证实与胃癌的发生有着密切的联系。

腌菜如果没腌透，尤其是刚开始腌制的三五天里，亚硝酸盐的含量是非常高的。所以一定要等腌透再吃，而且吃之前应尽量用清水多洗儿遍，稀释一下盐分。

过多的盐分在胃里面会引起局部的细胞收缩，破坏胃黏膜，外面的有毒物质就非常容易进入体内。所以，胃肠肿瘤与高盐饮食是有密切相关性的。

吃豆制品对我们的身体是有好处的，因为大豆里面含有很多的植物蛋白。但是若加入了大量的盐，经过发酵变成豆瓣酱后就不宜多吃了，虽然里面有一些酵母可能对身体有好处，但是同时它可能会发生霉变，会破坏整个胃肠道的内环境，导致对外来物质的抵御能力下降。所以腌制的食品总体来讲都是不好的。

* 防癌食物大宝典

前不久，张女士听说了一些抗癌的小方法，于是她开始每天这样做。早上起来，她的第一件事就是吃一片复合维生素，然后沏上一杯绿茶，喝上一天。中午吃饭的时候，她又拿出了她的秘密武器——大蒜，就着饭菜吃上几瓣。那么她这些方法到底有没有用呢？

专家提示

中老年女性适当地补充一些复合维生素对身体是有好处的，特别像维生素C、维生素E和维生素D对防治胃肠道肿瘤有益。另外，绿茶里面含有的儿茶酚的浓度比较高，可以降低胃肠道对一些致癌物质如亚硝胺的吸收，儿茶酚的含量红茶大概只有绿茶的一半。所以绿茶对胃肠道肿瘤的预防作用会比红茶好一些。

大蒜里面抗癌的物质比较多，最主要的就是大蒜素。大蒜素主要有两个作用，一是它本身有抗菌作用，能把肠道内的一些有害菌清掉；二是它可以降低胃肠道亚硝胺类物质的吸收，从而减低胃肠道肿瘤的发生，它甚至还能清除幽门螺杆菌的感染。

常吃大蒜可以降低胃肠道肿瘤的发生，但要注意适量，讲究方法。最好把大蒜切成片，被氧化后，能加强它的抗菌和防癌作用。

生蒜切成片以后，跟空气要接触10～15分钟，它的抗菌作用和防癌作用会加强。腌制的糖蒜会破坏大蒜中的大蒜素，减弱蒜的抗菌作用。

* 减少胃肠道疾病 果蔬清洗有讲究

张女士特别注意自己和家人的健康，尤其是在生活中的一些小事上，她显得尤为细心。每次洗菜、洗水果时，她都会用一些洗涤剂先将蔬菜、水果泡上半个小时，再用清水冲洗。她觉得只有这样，果蔬上的农药、细菌才会被洗干净，那么她的这种做法对吗？

专家提示

洗涤剂是化学物质，不是食品，是不能经过口进入人体的。浸泡时间过长，就会进到蔬菜水果里面，用水反而冲不掉。在洗水果和蔬菜时应注意，第一，不要把梗去掉；第二，不要让蔬菜特别是水果有破口；第三，整个过程在流水下清洗，流水冲完全可以达到清洁的目的，也是最简洁、最保险、最科学的方法。

第十四章

胃肠肿瘤早知道

讲解人：沈琳

北京大学肿瘤医院副院长、北京市肿瘤防治研究所副所长、消化肿瘤内科主任、主任医师

* 谁是胃肠道肿瘤的高危人群？
* 通过症状如何辨别胃肠道肿瘤？
* 胃肠道肿瘤患者治疗时有哪些误区？

您知道哪些症状是胃肠道肿瘤的早期信号吗？您了解哪些平时不在意的小病也会发展成胃肠道肿瘤吗？胃镜检查到底有没有想象的那么难受？如何制订一套最佳的治疗方案？北京大学肿瘤医院副院长、北京市肿瘤防治研究所副所长、消化肿瘤内科主任、主任医师沈琳为您一一解答。

* 胃肠道肿瘤的高危人群

胃肠道肿瘤最常见的是胃癌和结直肠癌，即通常说的大肠癌。胃癌的高危人群：第一，有家族史，即家里面的长辈或者兄弟姐妹里面有患胃癌的病史。第二，有慢性的胃病史，包括溃疡病、慢性胃炎、胃黏膜的不典型增生等。第三，有胃部的手术史、有胃息肉、有十二指肠溃疡或者因其他原因做了胃部的手术。第四，喜欢吃油炸、烟熏、腌制、高盐的食物。以上四种人都是胃癌的高危人群。

有慢性胃肠道病史、胃肠癌家族史，胃部长有息肉或做过胃肠手术，具有不健康饮食习惯的人，都属于胃肠癌的高危人群，这些人一定要引起高度重视。

结直肠癌的高危人群跟胃癌略有区别：第一，有结直肠癌家族史。第二，有肠道疾病，比如慢性腹泻、慢性便秘或者肠炎（包括溃疡性结肠炎或慢性的细菌感染）。第三，有手术史，特别是阑尾炎的手术史。这些都是可能发生结直肠癌的高危因素。但并不是说这些人一定会患上肠癌，而是如果不注意饮食习惯等方面，患肠癌的概率就比一般人群要高。

* 通过症状辨别胃肠道肿瘤

胃部疼痛的规律以及排便习惯发生改变，这些都是胃肠癌的危险信号。要尽快到医院检查，以免延误治疗的最佳时机。

胃部不适的规律发生改变有可能是胃癌发出的信号。比如原来是吃了饭不舒服，最近突然不吃饭也不舒服；有不明原因的腹胀、厌食或食量减少；或者是疼痛的节奏变乱，原来是一饿就疼，现在随时都会觉得不舒服，而且还发现人有点消瘦。这些都要引起注意。另外，原来便秘，突然大便变稀了，这种情况要警惕大肠癌。胃肠功能紊乱，反反复复发生的腹痛或腹泻都是在提示肠胃出现了问题。

* 小病不重视　大病惹上身

生活中，由于人与人的个体差异，每个人对食物的反应也不同。专家说，反反复复出现胃肠功能失调的人，肠道内的菌群也是失调的，而肠道菌群的失调就会导致体内很多食物中的物质转化发生紊乱，一些致癌的物质打破原来的平衡就会引发疾病，不是马上就患癌，可能是先产生炎症，但长此以往可能增大患癌的风险。

一些对身体情况过于自信的人，往往容易忽视病情，发现时已是晚期，所以一定要注意身体变化的蛛丝马迹。

出现肠胃不适要留意，如果确实是吃东西不注意引发的腹泻，可以用一些止泻药，调节一下饮食。一般来讲，如果是这种有明显诱因的腹泻而不是某种慢性疾病，两三天内就能恢复。但如果两天内恢复，过一段时间又出现了，而且跟原来情况完全不一样，一定要引起警惕，因为肿瘤的一个特点就是会反复。

* 通过“镜子”看清胃肠道

内窥镜是早期发现消化道肿瘤的金标准。胃镜并不是一个创伤性的检查，虽然操作过程中可能会出现恶心的情况，但胃镜的检查时间非常有限，一般快时三五分钟，平均十多分钟，只有特殊情况发现病变需要活检时可能需要相对长一些的时间。

一般的高危人群在45岁以上，大概每3年就要做一次胃镜检查，但是如果家族史中有年轻的患者，则要在40岁时开始检查，如果首次检查没有发现问题，至少3～5年要再做一次。如果查出有可疑的病变，比如有不典型增生、溃疡，检查的时间要缩短，缩短的间隔应该根据医生告知的具体情况为准。

胃镜是一种无创检查，并不像大家想象的那么难受，建议高危人群45岁以后，最好3年做一次胃镜检查，如果家族史中有年轻的胃癌患者，就要比他发病年龄提前5年开始检查。

* 胃肠道肿瘤患者的治疗不能急于求成

最近，刘女士被诊断为胃癌。得知自己的病情后，她要求马上手术。因为刘女士觉得只有这样才能挽救自己的生命。那么像她这样的情况，马上手术到底是不是最佳的治疗方案呢?

专家提示

没有详细的分期检查就不可能获得最佳治疗方案。因为肿瘤的治疗和分期是密切相关的，不同的分期采用的治疗手段完全不同。首次治疗又和预后密切相关，如果首次治疗错误则难以改正，甚至会错过最佳的治疗时机。

第十五章

胃肠道肿瘤患者的康复手册

讲解人：沈琳
北京大学肿瘤医院副院长、北京市肿瘤防治研究所副所长、消化肿瘤内科主任、主任医师

* 胃肠道肿瘤患者术后怎样饮食？
* 胃肠道肿瘤患者术后如何服药？
* 怎样防止胃肠道肿瘤复发？

胃肠道肿瘤患者术后饮食有讲究，不求吃好只求吃对，术后营养慎补充，增加运动轻如燕。胃肠道肿瘤患者术后饮食如何安排？怎样运动最合适？消化肿瘤专家又有哪些养胃之道？北京大学肿瘤医院副院长、北京市肿瘤防治研究所副所长、消化肿瘤内科主任、主任医师沈琳为您一一解答。

* 胃肠道肿瘤患者术后饮食

陈女士做完胃癌手术回家后，一直不敢恢复正常的饮食，甚至连她以前最爱吃的东西也不敢吃了。人们都说粥能养胃，于是，陈女士开始一天三顿只喝粥，而且一喝就是大半年，那么对于她这样的胃癌患者来说，这样做到底对不对呢？

专家提示

这种大半年只喝粥的做法显然是不对的，因为刚刚

手术后的人，胃只剩原来的1/5～1/4大小，但是它的适应性很强，会慢慢增大。所以饮食上要循序渐进，天天喝粥不只单调，也不可能满足每天所需要的热量，长期会造成营养不良。真正调节饮食，1～3个月就可以调节到正常状态，开始的时候可以少吃多餐，让胃慢慢有一个适应过程。最终可以恢复到正常的饮食。一开始的时候会觉得胀，先是从粥开始，再过渡到面条、馄饨，到以后的馒头、米饭、肉食，需要循序渐进，每天吃进去的东西要使自己达到没有很不舒服的感觉，可以耐受，大便排出是好的状态。如果进展很顺利的话，没有术后的合并症，很多患者1～3个月以内都能恢复到原来的饮食习惯和食量。

胃癌患者手术后，要少吃多餐，循序渐进地增加饮食，从流食变为半流食，到软食，最后恢复成普通饮食，以满足身体每天所需的热量。

* 胃肠道肿瘤患者术后无须终生服药

做了胃癌或者大肠癌的手术以后，需不需要用药要根据个人的具体情况听从医生的建议，而且在治疗过程中要密切观察。一般来讲，术后需要辅助化疗的时间大概是半年。在康复以后可能要适当地用一些调节机体免疫力、防止化疗相关不良反应的药物，除此以外不需要终生用药。

胃肠道肿瘤患者，术后半年内需要用药物辅助化疗，基本康复后可适当用一些调节免疫力、防止不良反应的药物，但并不需要终生用药。

* 胃肠道肿瘤患者术后营养慎补充

经过医生的指导，陈女士开始按时按量地正常饮食了，但孩子又很担心她会营养不良，便买来了许多像蛋白粉、人参蜂王浆这类的营养品。于是，陈女士开始每天服用这些营养品。那么吃这些东西对她的病来说到底有没有作用呢？

胃肠道肿瘤患者术后，要根据个人的状况适量补充营养，切记不要滥用各种滋补营养品，有时可能适得其反。正常饮食完全可以满足身体所需的营养。

专家提示

需不需要用补品要看个人情况，如果本身就不缺营养，只要正常饮食，完全可以从食物当中摄取足够的营养物质。对于一少部分营养欠缺的患者，或者全胃切除的患者，蛋白质的吸收会稍微差一些，可以适当地补充一些蛋白粉。蜂王浆对人体免疫力的调节有一定的好处，但是也要适可而止，不需要终生服用。由于每个人的情况不同，有些补品可能对患者没有好处，甚至是有坏处的，所以一定要根据医生的建议来用，不要滥用。

* 胃肠道肿瘤患者术后动起来

胃肠道肿瘤患者术后，要尽可能地根据自己的身体情况，选择适合自己的运动方式，循序渐进，适可而止，以达到运动后身轻如燕的效果为好。

胃肠道肿瘤患者术后的运动和饮食一样，要循序渐进。一般原则是能走不站，能站不坐，能坐不躺。因为患这种病的老年人比较多，只有运动才会改善食欲，改善脏器功能，改善心态。开始的阶段可能从当初的坐、站、走，到散步，再到做一些太极、体操，这些运动都适合肿瘤患者在早期康复阶段做。要根据自身能够耐受的状况来调整。康复之后就可以恢复正常的运动。一定要根据自身体力的耐受性来运动，运动后身轻如燕，则达到效果。如果运动后感觉非常疲惫，需要卧床，就说明运动过度了。

* 定期检查防止胃肠道肿瘤复发

陈女士在胃癌手术后的一年里，自己感觉身体还不错，但没想到的是，又过了一年，她的病再次复发，被送进了医院，这次她却没有第一次那么幸运，病情十分严重。

专家提示

如果手术时的分期较晚，就有更大的转移风险，所以术后除了饮食生活各方面调理以外，定期地去检查和随诊是非常重要的。专家建议胃肠道肿瘤患者术后，要每3～6个月来医院复查一次，坚持3年后，要每年来检查一次，避免病情复发。

* 养胃之道

平时要注意饮食的结构，少吃动物内脏，肉和蛋白质的摄入也需适量，饮食结构中更多的是粗粮和蔬菜。一旦出现胃不舒服的状况就马上调整自己的饮食结构，让胃有一个适应过程，一般很快就能恢复正常。但是不主张严厉的节食，特别是有些人的脂肪储备已经大大低于正常水平，导致抗病能力非常差，一旦发生恶性肿瘤，可能就会丧失治疗机会。

第十六章

被忽视的“疙瘩”

讲解人：朱军
北京大学肿瘤医院党委书记、大内科主任、淋巴肿瘤内科主任、主任医师

* 淋巴瘤应如何治疗？
* 哪些原因可能导致淋巴瘤？
* 淋巴系统的作用是什么？

有一种器官遍布全身，时刻防御外敌入侵；这种器官如果患病能让人在半年之内疯狂减重 40 斤。对于人体内这么至关重要的器官，我们该如何提早发现它的异常和病变？北京大学肿瘤医院党委书记、大内科主任、淋巴肿瘤内科主任、主任医师朱军为您讲解。

* 淋巴瘤是一种恶性肿瘤 手术并不是最佳选择

王先生 53 岁，在他从事会计工作的二十几年中，每天都兢兢业业地在忙碌中度过，然而就在 2008 年 5 月的一天，他无意间发现自己的颈部和腹股沟的淋巴结与平时有点不同，当时的王先生并没有在意，以为是炎症所致，只吃了些消炎药，一周后这些肿起的淋巴如他所愿恢复正常了。但 2008 年 10 月的一次例行体检却将他紧张忙碌的生活状态彻底打乱了，因为体检报告上显示王先生的脾门处出现了 9 毫米 ×8 毫米的实性占位病变，

意味着他很有可能患上了恶性肿瘤，这个消息对于王先生来说，无疑是晴天霹雳。因为肿瘤长在了腹腔，而且占位到了胰腺、胃和结肠，很容易与腹腔内的胰腺癌混淆，而且不能很好地进行活检取样，因此只能先手术再活检。王先生在外科做完手术后，病理检查确诊为淋巴瘤，外科建议他回家休养一段时间，再到淋巴肿瘤内科进行下一步治疗。但就在这个过程中出现了意想不到的情况。

专家提示

治疗淋巴瘤并不把手术切除作为第一选择，但王先生的情况有点特殊，他的表征一开始是胰腺发生肿瘤，因为胰腺癌目前认为是身体中致命性、恶性程度最高的癌症，而且治疗上无论是手术还是放化疗，效果都不好。淋巴肿瘤尽管也是恶性肿瘤，但是淋巴肿瘤是目前所有肿瘤中，对化疗药物和放疗最敏感的肿瘤，相对来说它的治疗办法、治愈的可能性都要高得多。所以淋巴瘤不可怕，有一些类型的淋巴瘤 80% ~ 90% 都能治愈。

* 正确选择一线方案对治愈淋巴瘤至关重要

2008 年 11 月 2 日，王先生体内的肿瘤顺利地被切除掉了，10 天后，就在家人的陪伴下高高兴兴地回家了，回家仅一个星期后，大家不愿意看到的事情又出现了，王先生发现自己怎么都直不起腰，家人不得不再一次把他送进医院。但是这次从外科直接转到了淋巴肿瘤内科，经过 CT 检查之后，一个非常可怕的结果呈现在大家面前：王先生的腹腔里满是阴影。尽管手术把可看见的病灶切除了，但淋巴瘤是全身性的疾病，已经向腹腔扩散。接诊的医生了解王先生的病情之后，立刻进行了紧急的方案研究，两个小时的激烈讨论后，王先生的治疗方案被敲定，随即给他进行了第一次化疗。虽然化疗的过程非常痛苦，但经过两个疗程的治疗之后，病情被暂时控制住了。

专家提示

像王先生这种情况，第一次化疗之后，他的腰杆就挺起来了，一般情况下，如果第一阶段的治疗要是不好或者失败了，肿瘤不仅不会变小甚至还可能增大，这就像患者跟肿瘤在打仗一样，首先选的武器跟肿瘤打了一仗，结果打败了，肿瘤占了上风，就要换第二种武器。往往选第一种武器的时候，应该选最有效的，因为那个时候患者的身体状况还可以，要用最有效的方案进行治疗。如果一线方案失败了，后面方案的效率要差一些，困难也要多一些。从这个角度来看，正确地选择一线方案，对于淋巴瘤的治愈是至关重要的。

淋巴瘤是指原发于淋巴细胞的肿瘤，那些出现淋巴结转移的肿瘤，不能称为淋巴瘤。淋巴瘤可以发生在人体内任何一处长有淋巴细胞的地方。

有很多时候患者得到的结果是肿瘤转移了，像有的乳腺癌患者出现腋下淋巴结肿大，这种情况患者是继续看乳腺，还是去淋巴肿瘤内科看？

专家每周在门诊都会碰到这样的患者，因为淋巴有问题来检查，一看病史发现原来有甲状腺癌、肠癌、乳腺癌，结果这一次检查发现淋巴有问题，或者怀疑淋巴有问题，这跟原发的淋巴肿瘤完全不一样，淋巴肿瘤特指来源于淋巴细胞的肿瘤。

* 导致淋巴瘤的原因及淋巴瘤的分型

王先生既不抽烟也不喝酒，生活习惯相当规律，最大的嗜好是在家喝喝茶、陪女儿煮煮咖啡，难道喝茶和喝咖啡也会导致王先生患上淋巴病吗？

专家提示

首先，长期接触化学物质可增加淋巴瘤患病风险，有些化学物质可能会对身体健康有一定的影响，比如说含苯的化学物质，像油漆、汽车尾气等。生活中时常会接触到的染发剂，也含有砷、苯等化学物质。欧洲比利时的科学家明确报道过，染发跟淋巴瘤的发生有一定关系，他观察对照发现，在经常染发的人群当中，发生淋巴瘤的比例会高一些。

其次，淋巴瘤具有遗传易感倾向。淋巴瘤尽管没有遗传性，不是说父亲患了，孩子肯定患，但淋巴瘤或者某些肿瘤，可能有家族遗传的背景，对此医生称为易感倾向。

淋巴瘤分为很多类型，王先生患的是非霍奇金淋巴瘤。霍奇金是一个人的名字，他在100多年以前发现了淋巴瘤，因此用他的名字命名，当时命

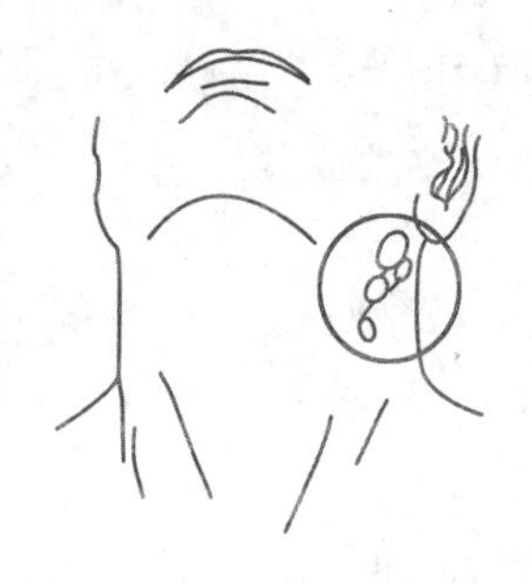

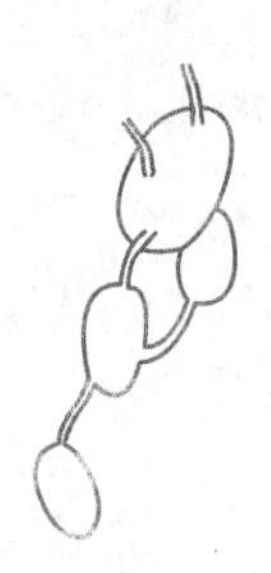

名是霍奇金淋巴瘤，后来发现淋巴瘤还有很多类似的，不是跟霍奇金淋巴瘤一样的类型，便在前面加了一个“非”字，统称非霍奇金淋巴瘤。非霍奇金淋巴瘤患者总体上中老年人多发，2000～2008年北京市居民的淋巴瘤发病调查中，年龄从55岁开始达到一个比较高的平台，然后逐渐增高，65～75岁达到高峰。所以总体来说，非霍奇金淋巴瘤是中老年人当中发病率较高的一种疾病。

如果莫名其妙发现淋巴结越来越大，不怎么疼，就必须警惕，到医院请专科医生鉴别，有时还要做一些检查，看看血液指标、拍B超看淋巴结大小，甚至要做淋巴结活检来最终确定是否患有淋巴瘤。

* 淋巴瘤的两大早期症状

在一段时间持续出现消瘦、发烧、多汗等症状，就应该引起警惕。另外，既然是淋巴瘤，相当一部分，甚至一半以上的患者，都是以淋巴结起病，所以常常会表现出淋巴结肿大的现象，有一些浅表的地方，容易被医生发现。所以如果发现淋巴结进行性增大，应该尽快到医院请专科医生帮助辨别。

如果发现淋巴结肿大，虽然要提高警惕，但也不要草木皆兵，浅表的地方容易发现淋巴结大，或者有轻微的疼痛，可以先分析有没有感染的原因。比如最近是不是着急上火、睡不好觉、生气、牙疼、感冒发烧、嗓子发炎等，如果有这些症状，也可能引起周围淋巴结的肿大，这可能是炎症的原因。除了淋巴结的进行性肿大，淋巴结肿大时按压不疼，也要高度警惕。

* 淋巴系统对保持人体内环境稳定至关重要

淋巴系统属于人体的免疫系统，它是保护我们身体内环境稳定的一个屏障，很多人把它比喻为一支军队，保护身体不受外界各种细菌、病毒、异物的刺激。当有害物质侵入身体时，淋巴系统就开始防御。淋巴系统对内也起到稳定作用，如果有衰老的细胞或者有可能癌变的细胞，淋巴细胞会把它侵蚀掉。如果淋巴系统遭到破坏，就会发生免疫缺陷，身体就没有了保护，有害物质就可能侵袭身体。

淋巴系统由淋巴管道、淋巴器官、淋巴液组成，作为我们人体的防御系统，它像网络一样遍布全身，而淋巴器官主要包括淋巴结、脾、胸腺和扁桃体，它们共同作用保护我们人体内环境的稳定，阻挡细菌的入侵。很多人都说扁桃体没有用，但是它是呼吸的门户，可以把扁桃体比喻为烽火台，身体有问题首先点燃烽火台，扁桃体发炎、红肿，提示人体注意。但如果烽火台天天点燃，而且扁桃体越来越大，慢性炎症又带来别的问题，这时没办法才把它切掉。

第十七章

破解淋巴瘤

讲解人：朱军
北京大学肿瘤医院党委书记、大内科主任、淋巴肿瘤内科主任、主任医师

* 恶性淋巴瘤为何越来越引起人们的重视？
* 哪几种因素可导致恶性淋巴瘤？
* 淋巴瘤的临床表现都有什么？
* 淋巴瘤如何准确诊断？

有一种疾病每 9 分钟就会出现一个新增病例，近几年上升到恶性肿瘤的前十名，在血液类的恶性肿瘤当中排名第二。这种疾病就是恶性淋巴瘤。它为何如此凶险？淋巴瘤到底该怎么治？常用的治疗方法都有哪些？新的治疗方法又有什么不同？北京大学肿瘤医院党委书记、大内科主任、淋巴肿瘤内科主任、主任医师朱军带您认识淋巴瘤。

* 什么是恶性淋巴瘤

淋巴瘤的发病率相对于肝癌、肺癌、乳腺癌等来说要低一些，但最近十几年发病率特别高，增长速度也特别快，所以越来越多地引起大家的重视。淋巴瘤是一种恶性肿瘤，是血液系统肿瘤的一种。淋巴是人体的防御系统，一旦它出了问题，对人生命的威胁是非常大的。

* 恶性淋巴瘤的表现

淋巴瘤有多种表现，但早期表现最具共性的有三点。第一，无痛性的淋巴结肿大。淋巴瘤既然是淋巴来源的肿瘤，最常见的还是淋巴结的症状，特别是我们全身各个部位都有不同的浅表的淋巴结，如果莫名其妙地发现淋巴结肿大，而且还在慢慢增长，甚至有时候比较快速地增大，也没有疼痛的感觉，这是一个非常重要的提示信号。第二，发热。这种发热不是偶尔一次，而是不明原因的发热38℃以上，反复多次，也要引起警惕。第三，乏力、消瘦。一段时间内乏力、不舒服、没精神，人莫名其妙的消瘦，而且在3～6个月内，体重比原来下降了10%，这也是一个信号。

当然，淋巴瘤长在不同的部位，还可能有其他一些症状。例如，长在胃上，可能发生胃疼、肚子不舒服、腹痛等。有一种淋巴瘤，来源于鼻子，症状表现为鼻塞、通气不畅或者流鼻血、有异味等。如果是在中膈的肿块，肿大后就可能出现胸闷、气短等现象，甚至还有直接长在皮肤上的淋巴瘤，也叫皮肤淋巴瘤，以皮肤的红斑、瘙痒为表现，最后逐渐形成结节。

淋巴瘤的临床表现多种多样，没有哪一个症状能够把所有的淋巴瘤表现都概括。但无痛性的淋巴结肿大、发热、乏力、消瘦是最常见的症状。

* 淋巴瘤的分类

淋巴瘤可以分成两个大的类型，一个叫霍奇金淋巴瘤，另一个叫非霍奇金淋巴瘤，在霍奇金淋巴瘤与非霍奇金淋巴瘤这两大类中，前者仅占到了10%，而后者却占到了90%。

在非霍奇金淋巴瘤里面，又有不同的细胞来源，淋巴细胞有B细胞和T细胞，不同来源的临床表现、恶性程度，甚至治疗方法均不同。简单地说，霍奇金淋巴瘤主要是以淋巴结起病，表现为淋巴结无痛性地肿大，但它扩散的方式跟非霍奇金淋巴瘤不一样，它是逐级扩散的；非霍奇金淋巴瘤则多种多样，千差万别，千奇百怪，可以是跳跃式扩散。

除了转移、侵袭的方式不一样，还有一些其他的区别，非霍奇金淋巴瘤在身体的所有组织都可能起病，可以在淋巴结、肺、乳腺、胃肠、皮肤等，而霍奇金淋巴瘤基本上 90% ～ 95% 都是在淋巴结起病。除此之外，霍奇金淋巴瘤还有一个特点，有些时候患者来看病，会告诉医生有皮肤痒的情况，特别是喝酒后痒得更厉害。这时候要引起警惕，因为一部分霍奇金淋巴瘤，可以在酒后出现明显的皮肤疼痛，甚至红疹等变化，而这种表现在非霍奇金淋巴瘤中不是特别突出。

* 淋巴瘤的诊断

淋巴瘤是可控的肿瘤，是可治愈的肿瘤。诊断淋巴瘤最准确的办法是活检，活检并不会造成肿瘤的扩散和转移。

对于淋巴瘤的诊断，首先，在最初的时候一定要想方设法取得病理组织，进行活检，明确诊断。其次，要做一些相关的检查。很多人担心做活检会不会带来肿瘤的扩散、转移，医生指出，如果通过穿刺活检，确诊了不是淋巴瘤，那就不存在转移、扩散的风险，如果确诊了是淋巴瘤，则立刻要进行治疗，所以不会因为这样一个检查就导致扩散或者转移。

* 淋巴瘤的常用治疗方法

淋巴瘤是一个全身性疾病，所以在治疗时医生不会过分强调局部治疗。如果全身很多部位都有病变，单纯做局部的手术显然是不合适的。另外，化疗和放疗的手段应联合应用。化疗是全身用药的治疗，放疗是结合到一个局部的治疗，放疗化疗的结合，能给大多数的淋巴瘤治疗带来非常好的效果。当然在有些情况下，有些特殊的部位，还是要选择手术治疗。

接受放疗、化疗后很多患者的反应是掉头发、恶心难受、吃不下东西，这是化疗产生的副作用。另外，化疗对血液、对骨髓也有影响，可能会引起白细胞减少、血小板降低或者贫血，化疗有基础的作用，也有它的负面作用。因为细胞毒性的药物是针对体内哪些细胞增殖最快、更新最快，它就去杀灭，而肿瘤细胞在体内无限制地恶性增殖，于是细胞毒性的药物就去杀灭它们。在人体内正常代谢的情况下，也有增殖新陈代谢比较快的，如头发、胃肠道黏膜上皮细胞、白细胞、血小板，包括红细胞受药物的影响，代谢加快，有时候化疗三五天，白细胞就会下降。

为了克服负反应，放疗也是一个很重要的治疗手段，但放疗是局部治疗淋巴瘤的途径，最好是跟化疗配合起来。如果淋巴瘤长在胃、肠道，由于位置非常局限，甚至有可能会出现穿孔、出血、梗阻，在这样的情况下，医生会选择手术切除。一般情况下，医生不主张过早进行手术，特别是近 10 年来，淋巴瘤的治疗取得了明显的进展，用非常规范的治疗方法，80% 都有可能治愈。

靶向治疗是另一种治疗手段。所谓靶向治疗，就是瞄准了肿瘤细胞这个靶子，治疗只针对肿瘤细胞，尽可能不针对正常的细胞。相比之下，靶向治疗还处于一个发展阶段，目前靶向治疗主要是药物跟化疗、放疗结合进行。

对于少部分难治程度比较高、恶性程度比较高的淋巴瘤，用其他方法仍然治愈不了或者有复发的可能，医生就会通过干细胞移植的办法，达到减少复发、提高治愈率的作用。

淋巴瘤的治疗主要包括化疗、放疗、手术治疗、靶向治疗和细胞移植治疗。只要选择了合适的方法，年龄并不会限制淋巴瘤的治疗。

* 淋巴瘤治疗后应注意恢复

淋巴瘤患者在治疗后要根据自己的身体状况进行恢复，不能过度劳累，这种劳累包括体力上的还有心态上的。医生认为，在整个治疗和观察期间，第一，要达到饮食的基本要求，健康、卫生、营养，另外做到均衡，不要偏食，不吃刺激性很强、辛辣的食品。第二，保持正常的心态。第三，严格按照医生的要求定期复查。通常情况下治疗结束的第一年，要求 3 个月复查一次，第二年如果是危险因素高的患者，有条件的话仍然是 3 个月复查一次，一部分患者可以半年一查，到了 3 年以后，半年一查或者一年一查即可。

* 淋巴瘤的患病原因

第一，遗传因素。淋巴瘤跟遗传因素有一定的关系，更确切地叫遗传背景，但医学界现在并没有确切的证据证明父母亲患了淋巴瘤，就一定会遗传给孩子，也许在这样一个背景当中，有遗传背景的人比其他人群或者健康人群发生癌变的可能性要大一些。

第二，淋巴瘤与细菌感染有关。

张女士自从半年前就出现了胃疼、食欲不振、呕吐等症状，她一直以为是胃病，直到最近检查身体才发现，她已经患上了淋巴瘤。张女士感到很奇怪，自己明明是胃疼，怎么就成了淋巴瘤了呢？

专家提示

感染了幽门螺杆菌的患者，刚开始的时候觉得就是胃炎，但有些时候不能够大意。如果跟幽门螺杆菌有关系，建议在医生的指导下做对症治疗，如在早期，医生可以清除幽门螺杆菌，就不用去做手术、做放疗或者化疗，一两个星期，也许就把幽门螺杆菌清除掉了。现在已经从流行病学、病原学证实，清除了该细菌以后，肿瘤可能会消退，甚至会完全治愈。

第三，淋巴瘤与病毒有关。我们生活在一个充满细菌和病毒的世界里，有很多病毒在我们身上，它并不会造成非常大的危害，有时候是处于一个相对平衡的环境中。但有一种 EB 病毒（疱疹病毒），人通过呼吸道感染的机会很多。该病毒的感染在某种程度上会引起一些淋巴组织的改变，伤害淋巴的防御系统。还有一些我们比较熟悉的病毒，像乙型肝炎病毒、丙型肝炎病毒，医生也发现在淋巴瘤患者当中，肝炎的感染率要明显高于健康人群。

第四，淋巴瘤与一些物理、化学因素有关。在长期射线照射的情况下或者是一些化学因素的作用下可能发生淋巴瘤的恶性改变。如有一些年轻女性喜欢染发，国外也有相关的研究报道，经常染发的女性与不染发的女性做对照，最后得出一个结论，发现经常染发的女性患淋巴瘤的风险要大一些，虽然这是一个流行病学的调查，但它给了大家一种提示，染发所用的化学染料可能在不同程度上对不同的人会产生一些影响。并不是说染发的人都会患淋巴瘤，但恰好有遗传背景和其他因素起作用时，发生淋巴瘤的可能性就更大一些。

导致恶性淋巴瘤的病因有遗传因素、细菌病毒因素、物理化学因素等综合原因。

* 淋巴瘤的预防

预防淋巴瘤首先要均衡饮食；其次居住和工作的环境也非常重要；最后，保持情绪的平稳，总处在大起大落的情绪波澜当中，也会对我们身体的免疫系统、内部环境产生一定影响。

第十八章

解密黑色恐慌

讲解人：郭军
北京大学肿瘤医院副院长、北京市肿瘤防治研究所副所长、肾癌黑色素瘤内科主任、主任医师

* 黑色素瘤和痣有何区别？
* 随便点痣是否存在风险？怎样正确处理痣?
* 怎样治疗黑色素瘤？
* 暴晒与皮肤癌有何关联?

一部热映电影《非诚勿扰》，捧红了一个新词“黑色素瘤”，现实的病症是否真的如电影中那么可怕？北京大学肿瘤医院副院长、北京市肿瘤防治研究所副所长、肾癌黑色素瘤内科主任、主任医师郭军带您揭秘“黑色恐慌”。

* 认识黑色素瘤

2009 年 3 月，60 岁的李先生，在四川被诊断为恶性黑色素瘤，虽然进行了积极的治疗，结果却并不令人满意，2011 年 11 月的复查发现，李先生的黑色素瘤复发了。当地医院针对黑色素瘤复发的状况，提出了进行截肢手术的治疗方案。面对有可能被截肢的结局，李先生无法接受，他决定到北京来碰碰运气。

专家提示

黑色素瘤是一种恶性程度相当高的恶性肿瘤，又称“恶性黑瘤”，大多原发于皮肤，也可起源于眼窝、鼻腔等位置，它一部分是由黑痣演变而来，另一部分则原发于皮肤或雀斑。黑色素瘤一旦发生癌变，癌细胞就可能转移到身体的其他部位，威胁人的生命。

* 黑色素瘤与脂肪瘤有区别

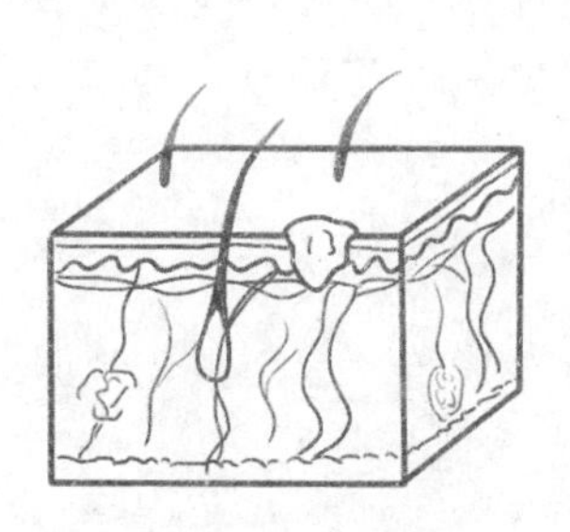

脂肪瘤和黑色素瘤有着本质的区别。脂肪瘤是良性的，由脂肪细胞增殖，其间穿插纤维组织而形成。而黑色素瘤是恶性的，可是黑色素瘤并非只是黑色的才叫黑色素瘤，它还有很多种类是无色的，叫作“无色素型黑色素瘤”，它表现为没有变色。

黑色素瘤不单单是只有黑色的，还有无色素型黑色素瘤，而且常见于眼睛、鼻炎、口腔、食道等部位。

大部分黑色素瘤都是皮肤黑色素瘤，还有一部分黑色素瘤发生在直肠、外阴、眼睛、鼻咽、口腔、食道等部位。

* 治疗黑色素瘤需局部扩大切除

李先生在被诊断为患上黑色素瘤后，医生给他采取了扩大切除手术。扩切的边缘要严格按照治疗指南进行操作，是根据肿瘤的侵入深度和溃疡来决定应该是扩切1厘米还是2厘米。

治疗黑色素瘤最好的办法就是扩大切除手术，医生会根据个体情况决定扩切面积的大小。

专家提示

扩大切除是从黑色素瘤的边缘，要严格按照治疗指南进行操作，是根据肿瘤的侵入深度和溃疡来决定应该是扩切1厘米还是2厘米。

* 生物治疗可降低黑色素瘤转移和复发率

在进行了近半年的化疗以后，李先生的病情基本稳定下来，并没有发生肿瘤转移的现象，但是好景不长，2009年10月，李先生的小腿上又有了新的变化。上次动手术平行的位置，长了一个米粒大小的小结节。这次李先生可不敢再耽误病情，直奔医院做了检查，医生说老人的恶性黑色素瘤复发了，为了避免肿瘤扩散，必须要进行截肢，这样的结果让李先生一家很难接受，经过多方打听，抱着试一试的态度，李先生来到了北京。检查后医生说李先生的病是黑色素瘤的三期，已经到了细胞扩散的阶段，但还不算太严重，也不用截肢。

专家提示

李先生现在需要采取的治疗方式是生物治疗，也就是细胞因子治疗，它能够减低复发的可能性（33%左右）。李先生恰恰是大剂量干扰素辅助治疗最获益的人群，全球临床实验数据说明，在这一期大剂量干扰素可以大大降低转移和复发的可能。

* 小痣也惹大麻烦

34岁的付女士脚后跟长了一颗小小的痣，这颗痣慢慢地增大，刚开始痣只有芝麻大小，过了3年就长成指甲盖那么大了。后来这颗突然变大的痣开始破溃，直到实在疼痛得无法忍受时，付女士才想到了去医院。检查结果是黑色素瘤。

专家提示

几乎所有的黑色素瘤都是由痣恶变来的，医生在临床中看到太多的患者，因为完全没有这方面的知识而耽误了病情。知识可以挽救生命，在黑色素瘤上就表现得淋漓尽致。

一期黑色素瘤患者及时治疗，生存率可以达到90%，而四期黑色素瘤患者最多只有一年生命。大多数黑色素瘤都是由痣演变来的，所以要注意痣的异常变化。

* 区分痣和黑色素瘤是关键

我们的皮肤最外层是表皮，下面是真皮，中间有正常的黑色素细胞。我们每个人都有黑色素细胞，正常情况下黑色素细胞是散落分布的，不是聚集成团的。但是散在的黑色素细胞可以自身扩增，聚集成团就形成了痣，痣如果进一步发生恶变，就形成了黑色素瘤。

皮肤的黑色素层开始是正常平行生长的，然后会垂直生长，如果在平行生长还没有进入到血管层时，就发现黑色素瘤是恶性的，进行扩大切除即可。可是如果向下长到真皮层以后，就可能会钻到血管、淋巴管里，进而扩散到全身，如肺、肝、脑或者骨骼，只不过它可能先隐藏起来，等到时机成熟会迅速增大，也就出现了转移。所以，一旦黑色素瘤长到真皮层后，即使做扩大切除也没有效果了。

区分痣和黑色素瘤要注意观察以下六点：第一，痣基本上是圆形的、对称的；而黑色素瘤形状不对称。第二，黑色素瘤边界不清晰，锯齿一样就是典型的恶性表现；而痣一般都是边界很清晰的。第三，黑色素瘤颜色不仅是黑色，还有别的颜色，越色彩斑斓越危险。第四，痣的直径不会太大，如果痣迅速增大，几个月之内就长到5毫米以上，甚至跟一块橡皮那么大，就要警惕。正常的痣随着年龄的增长可能会增大一点，但不会在短期内增

和痣相比，黑色素瘤有一些明显的特点，它的形状不对称、边界不清晰、色彩也比普通痣异常，另外痣的迅速增大和破溃也有可能是黑色素瘤的信号，痣的边缘出现卫星灶样的小痣也要引起格外的注意。

大一倍以上。第五，出现破溃是非常重要的一个线索，正常的痣几乎不可能出现破溃。可是一个恶性黑色素瘤如果已经恶变了，碰它一下可能就会流血，这是非常典型的恶变信号。第六，出现卫星灶，黑色素瘤有一个特点，可以从皮肤跳跃转移，根据浸润的深度不同，跳跃的远近也不同，这就是黑色素瘤要求扩大切除的原因。

* 黑色素瘤的认识误区

点痣是一种非常危险的行为，不仅不能预防黑色素瘤，还有可能导致黑色素瘤细胞进入皮肤深层，加速癌细胞扩散。

虽然痣和黑色素瘤有本质区别，但是随便点痣是很危险的。如果身上的痣确实是黑色素瘤，而且是早期的黑色素瘤，通过激光或者冷冻操作，可能把在表皮层的黑色素瘤带到真皮层，相当于人为的导致分期延后，有可能造成黑色素瘤的远处转移。

* 痣的不恰当处理会产生恶变

30岁的李先生，有段时间突然发现自己的脚心长出了一块黑斑，不到一个月的时间，黑斑开始凸起，变成了一颗特别硬的黑痣。于是李先生去路边的美容院用激光烧掉了那块黑痣，然而不久之后，黑痣又重新长了出来，而且在它的周围还冒出了几个黑色小点，面对这个顽固的黑痣，李先生想起了老家的一种土办法，就是用一根细线把痣绑住，然后每天用力勒紧一点，最后可以把痣勒下来。于是李先生用这个方法勒掉了那颗黑痣，但过了一个月之后，他意外地发现自己的右腿跟部长出了一个小小的肿块，为了防止意外赶快去医院进行了检查，经过淋巴扫描，医生判断他脚心的黑痣已经恶变成为恶性黑色素瘤。

专家提示

当想要去处理痣的时候，最好是先判断一下这颗痣是良性的还是恶性的。如果是良性的，无论做冷冻、激光都没有问题。但如果它有恶变的倾向，甚至是已经进入了水平增殖期的早期黑色素瘤，这时候去做激光、冷冻，只会加速它的转移。通过激光、冷冻，一下就把癌细胞带到了真皮层。所以，在没有把握的时候，最好是问一下医生。最保险的方法，也是最原始的方法，就是先完整切除，送到病理科进行检验，看看是痣里的哪一种，是交界痣、发育不良痣还是混合痣，如果是皮内痣就没有问题，如果怀疑是黑色素瘤就赶快做扩大切除，可能会留下一个小疤，从美容角度讲不如做激光或冷冻好，但是从黑色素瘤医学角度讲，手术是最安全的。

首先分清楚身上的痣到底是良性的还是有恶变可能的黑色素瘤，良性的痣可以放心处理，而一旦发现有恶变的风险，最好选择扩大切除。

* 暴晒可致皮肤癌

黑色素瘤在我国实际上并不少见。2000 年，只有十万分之零点四的发病率，到了 2004 年，四年的时间翻了 5 倍。黑色素瘤的内因与人种有关，欧美的白种人因为皮肤白，容易晒伤，所以患黑色素瘤的机会大一些。另外，一些痣、皮肤癌、黑色素瘤家族史、基因突变与黑色素瘤也有关系。比较明确的原因就是紫外线过度暴晒，晒伤后会觉得疼、红肿、掉皮，这是非常重要的因素。

第十九章

您的胃在求救

讲解人：苏向前
北京大学肿瘤医院副院长、北京市肿瘤防治研究所副所长、胃肠肿瘤微创外科主任、主任医师

* 胃癌在中国的发病率如何？
* 如何辨别身体发出的胃癌早期信号？
* 哪些原因容易引发胃溃疡？

胃溃疡、反复的胃炎，胃部哪些疾病成为威胁我们生命的巨大杀手？后背疼痛竟然是胃的求救信号，还有哪些症状是早期的提醒？北京大学肿瘤医院副院长、北京市肿瘤防治研究所副所长、胃肠肿瘤微创外科主任、主任医师苏向前为您揭开胃癌神秘的先兆。

* 认识胃癌

一天，47 岁的张先生的身体出现了前所未有的反常——后心、后背突然间剧烈疼痛。一开始他还以为可能是颈椎出现了问题，吃点止痛药就可以了。然而这股疼痛却一直都没有减轻，反而愈演愈烈。最终在妻子的劝说下去医院做了一个全身检查。检查结果让所有人吃了一惊——他的胃里出现了一个“戒指”！检查的结果对张先生来说无疑是晴天霹雳，他无法接受这个事实。

专家提示

实际上张先生的胃里并没有戒指，而是有肿瘤。胃

的肿瘤细胞有很多种，张先生胃里的肿瘤细胞，医学上叫印戒细胞。它的细胞形态特别像一枚戒指——因为细胞里有很多黏液，而细胞核被推到了边上，所以远远看上去像一枚戒指。它是胃癌细胞的一种。

每个肿瘤都有一些特点，通常说胃癌是胃的恶性肿瘤，但是从病理学上，它分很多种类型，其中有分化型和未分化型。分化型肿瘤细胞虽然也是恶性肿瘤，但是相对于未分化的肿瘤细胞恶性程度小一些。而印戒细胞属于未分化型的一种。

胃印戒细胞癌又称黏液细胞癌，是胃癌的一种特殊病理类型，其癌细胞内充满大量黏液，细胞核偏向一侧，外形酷似一枚戒指，该肿瘤具有高浸润转移生物学特征，早期缺乏典型的临床表现，极易与其他胃病相混淆而漏诊，确诊需胃镜检查和病理检查，临床治疗效果及预后较差。

* 胃癌成为中国的高发癌症

胃癌是一种消化道最常见的疾病，在北京市发病率上升得特别快。在亚洲，中国、日本、韩国都是胃癌的高发国家，而中国相对于日本和韩国特点又不太一样。多半病情发展的快与慢，要取决于发现它时，它是在早期还是中晚期，如果到了进展期，可能就会发生快速的病变恶化。如果还是很轻的早期，就会发展得很缓慢。大家要尽早关注自己的胃，如果有小毛病则把它治疗好。如果是肿瘤也是要早期发现它，用简单的方法即可治愈。

* 胃部切除是胃癌常见的治疗方法

经过10多天焦急的等待，张先生接到了手术通知。就在2012年12月21日这一天，他被推进了手术室。经过6个小时的手术，张先生的胃部肿瘤被成功切除。

专家提示

胃癌的标准治疗是要切掉大部分的胃，具体切除胃的体积有多大，国际上都有标准，距离肿瘤的边缘一定要大于5厘米，同时还要清除周围有可能转移的淋巴结。

癌细胞也是一种细胞，这种细胞从良性细胞演变成恶性细胞，需要一个过程。在这个过程中，最常见的就是在胃的黏膜里出现病变，比如糜烂和溃疡。糜烂就是患有炎症，有糜烂性胃炎、出血性胃炎、浅表性胃炎、萎缩性胃炎。人要去战胜炎症，让它愈合。如果愈合不完全，又有一些不好的饮食习惯，或者是强烈的物理刺激，导致炎症复发，癌细胞在炎症发生和修复不断交替的过程中，就容易产生。

* 胃癌手术后注意观察

王先生由于酷爱相声，就在各地进行演出，由于工作忙生活不规律，年轻时也不知道保护身体，在一次去山西演出归来后发生胃出血，经大夫诊断为十二指肠球部溃疡，不得不手术切除4/5的胃。

做过胃部切除手术的患者，在恢复的过程中，除了要注意饮食规律和饮食结构以外，更需要密切关注剩余的胃是否会发生病变。

专家提示

胃切除以后有一个恢复的过程，一段时间后基本上可以接近正常人的饮食习惯，但是在这过程中，要关注胃的变化，包括饮食的节律及有没有新的病变。

* 辨别身体发出的胃癌早期信号

胃的切除手术，多数是因为肿瘤。如果胃已经出血了，说明胃溃疡没有严格地控制好，没有系统地治疗好。等到哪一天顶不住了，肚子疼了，则说明胃穿孔了。过去胃出血、胃穿孔或十二指肠消化道溃疡要做手术，现在通过药物治疗就已经可以治愈。预防胃癌，要时刻注意我们身体发出的各种求救信号，胃穿孔、胃出血和便血现象都属于慢性胃病，它们会逐渐转化为胃癌。胃癌的第一信号是胃部感到不适，或似有隐隐疼痛，逐渐加重且长期不愈；第二信号是大便呈黑色或者出现便血现象。

* 哪类胃炎容易引发胃癌

每一个胃炎患者做胃镜的时候，需要取一点胃黏膜做化验。化验的时候报告单上指出轻度、中度、重度或者是非典型增生。非典型增生即胃黏膜已经变成不正常的样子。无论是哪一类的胃炎，都可能有这样的增生。一定要积极治疗胃炎，治疗的办法有很多，比如萎缩性胃炎，它可能不像其他的炎症那么好控制，但我们还是要控制胃黏膜不要增生，不要演变成溃疡，因为溃疡了以后就会有进一步的病变。

既往有过胃病的患者，一定要做一个诊断，最重要的就是胃镜。用胃镜的方法，经过病理化验，确定是一个什么样的病变，什么样的炎症，然后系统地进行治疗。如果没有症状，没有胃病，现在国际的标准是 45 岁以上的人群也应该去做胃镜。如果超过 50 岁，建议一定要去做一次胃镜，来检查一下自己的胃有没有问题。

可以通过胃镜，取出活体细胞供医生做进一步的诊断，确定是否是胃癌，建议明确有胃部疾病的患者，如萎缩性胃炎或胃癌家族史的 45 岁以上人群，要每 1 ~ 2 年做一次胃镜，及时发现胃部的病变。

* 热、烫食物容易引发胃溃疡

热、烫食物对胃黏膜不好。生鸡蛋的蛋清，就好比胃黏膜，如果加入到热水杯里蛋清就会凝固，放在凉水里则不会改变。吃进去太烫的食物，会伤到胃黏膜，保护的屏障破坏掉以后，会诱发炎症或溃疡。胃里要分泌胃液，胃液是酸性的，胃就是仰仗着胃黏膜的黏液来达到对黏膜的保护作用。

* 生活中常见的胃癌隐患

病从口入，尤其是胃癌和吃的关系更加密切，比如腌制的食品在腌制的过程中会出现亚硝酸盐类的致癌物质，所以在我们的日常生活中，应少吃一些腌制、熏烤食物和高盐食品，相应地也能够降低患胃癌的风险。

过去穷的国家的人民没有肠癌，富裕的国家的人民才有。为什么？像美国人、欧洲人，饮食偏向高蛋白、高脂肪、高热量，他们肠癌的发病率远远高于中国。而中国的胃癌发病率又远远高于他们。现在，中国肠癌发病率也在不断攀升，这源于现在生活水平不断提高，饮食中高热量的食物较多，肠癌发病率就升上来了。但是中国胃癌的发病率没降下来，是因为一些不良生活习惯被保留了下来。例如，吃剩菜，喜欢吃腌制的肉、鱼、虾。高盐、腌制、熏烤的食物，对胃伤害很大。

* 认识幽门螺杆菌

少吃盐、少吃腌制食品等能够避免直接伤害我们的胃，其实还有一种细菌，它悄悄地潜伏在我们的胃里，造成的症状不明显，胃一般也不会发出求救信号，这种细菌就是幽门螺杆菌。人身体里有很多细菌，大部分细菌是共生菌，身体里这些细菌对人体都是有帮助的，但是 20 多年前科学家们发现，由于感染幽门螺杆菌，有一部分人容易演变成癌症。胃是一个葫芦状的器官，幽门螺杆菌只对胃的远端即幽门区起一定作用，胃的其他地方也可以长癌细胞，但和这种细菌的关系不大。当体内有幽门螺杆菌时，要用药把它消灭掉。科学研究发现，它在某些情况下会影响到胃癌的发生，所以现在临床上检测出幽门螺杆菌后，还是要用药把它杀死，这对胃是有好处的。

第二十章

远离结肠癌

讲解人：刘玉兰
北京大学人民医院副院长、消化科主任、主任医师

* 结肠癌与饮食和遗传有何关系?
* 息肉怎会演变为结肠癌早期?
* 哪些人需要做结肠镜检查?

结肠癌是世界范围排名前五位的一种肠道肿瘤，很多人原来大便很正常，突然短期内出现了大便困难，就需要提高警惕，哪些人需要进行结肠癌筛查？到底哪些方法可以预防结肠癌呢？北京大学人民医院副院长、消化科主任、主任医师刘玉兰为您讲解。

* 结肠癌的发病原因

任何一种癌症的发病机制现在都不是特别清楚，结肠癌也不例外。但是结肠癌的发病主要还是与两个因素有关系：一是遗传因素；二是环境因素。

在所有的癌症发病率排名中，结肠癌的排位是比较靠前的，在世界范围内排名前五位，并且发病的人数越来越多。除了遗传因素之外，也有环境的因素，比如饮食习惯、生活方式等。结肠癌的发病与饮食密切相关，预防结肠癌和预防便秘的饮食方式几乎是相同的，就是建议大家少吃油炸的、高热量的、高脂肪的食物，多吃蔬菜、水果。美国的一篇报道显示，一天吃五种不同的水果，对预防结肠癌非常有意义。

* 结肠癌早期由息肉演变

结肠癌的预防有三级：一级预防是腺瘤形成之前；二级预防是没有症状的时候，从腺瘤形成以后开始预防；三级预防是患者出现症状，但是积极干预可以改善。在这三个级别的预防中，提到了一个词“腺瘤”，腺瘤是专业的医学术语，大部分的结肠癌都是来自息肉，息肉又分很多类型，有一种叫腺瘤型息肉，大多数的结肠癌都是由腺瘤型息肉演变而来。由息肉到结肠癌可能要有5～7年的时间历程，所以早期预防非常重要。

早期的结肠癌，尤其在息肉这一阶段，是没有什么症状的，所以如果患者要等到发现不舒服时再去看病，可能就晚期了。如果早期发现结肠癌，患者的五年存活率能达到90%～95%。如果到晚期，患者积极地治疗，可能才达到30%左右。所以癌并不可怕，关键是怎样早期诊断和早期发现。

大多数的结肠癌早期是由腺瘤型息肉演变而来的，便秘的原因可以由结肠癌导致，长期便秘的患者又容易患结肠癌。

结肠癌是继发性便秘的一个非常重要的原因。因此提醒大家，如果原来大便很正常，突然间短期内出现了大便困难，就要注意是不是患有结肠癌。

* 早期发现结肠癌有方法

关于结肠癌的筛查，体检都要做什么呢？第一可以查大便，看大便里有没有血。验大便潜血可能不止一次，要验两三次，有潜血医生就要考虑肠道有出血的可能，就要注意有没有结肠癌。如果大便没有血，医生称为阴性，也可能是肿瘤或者息肉阶段没有出血，大便中就查不出来。因此，一次检查可能不够，要进行第二次、第三次，增加肠道的敏感性。这些筛查方法都很简便，但是也有它的局限性。如果检验有了血肯定要做下一步的检查，叫作结肠镜。这个检查对大家来讲确实有一定的痛苦，通常情况下做一次结肠镜要 15 ～ 20 分钟。如果患者特别害怕，现在有新的办法，就是无痛内镜，就是给患者静脉注射少量麻醉药，患者很安稳地睡了一觉，整个检查就完成了。

* 四类人要注意筛查

四类人应做结肠镜检查：第一，年龄大于 50 岁的人。现在欧洲，包括美国在内的一些西方国家，大于 50 岁的人群，结肠癌都列入长期的体检项目，所以 50 岁的人，如果从来都没有做过结肠镜，应该做一次。第二，有息肉病史的人。息肉是导致结肠癌的主要原因之一。第三，有结肠癌家族史的人。结肠癌的发生除了环境因素之外就是遗传因素，如果父母或者兄弟姐妹有结肠癌病史，应该查一次结肠镜。第四，长期便秘、肥胖的人。这些人也是结肠癌的高发人群。

需要做结肠镜检查的有四类人：年龄大于50岁、有息肉病史、有结肠癌家族史以及长期便秘、肥胖的人。

第二十一章

关闭癌症的开关

讲解人：张凯
中国医学科学院肿瘤医院防癌体检中心副主任、副主任医师

* 癌症早诊如何适时、适症、适人？
* 哪些人是肺癌的高危人群？
* 什么原因会引发肝癌？

北京肿瘤防治研究办公室公布的监测数据显示，2001～2010年北京市肺癌发病率增长了56%，全市新发癌症患者中有1/5是肺癌患者，意味着北京每五名新发癌症患者中，就有一人患的是肺癌。作为全国恶性肿瘤死亡率第一的肺癌，它离您有多远？癌症可不可怕？癌症的开关在哪里？中国医学科学院肿瘤医院防癌体检中心副主任、副主任医师张凯教您如何关闭癌症的开关。

* 癌症越早发现治愈率越高

癌症从总体上看，并不是流行病，还是比较少见的。每个人都去参加检查是不太合适的，而且有一些检查对身体是有害的。早诊强调三个概念很重要：第一，有高危人群的概念，每个病因对应一个高危人群，只有高危人群去做相应的检查，并且坚持做检查，发挥有效作用，使这些高危人群得到早期的诊断。第二，检查要安全，因为健康人患癌症的可能性很小，检查的安全性要确切，间隔期要合适。第三，检查的手段要确切。防癌检查不是所有人都要去做，要找出癌症的高危人群，选择安全

的方法，利用确切的手段来早期诊断。如果做到这些，癌症治愈率会大大提高。

肺是人体最勤劳的器官，每分钟都在跟外界交换气体，所以外界环境对肺的影响很大。随着工业化的进展，空气污染已经越来越严重。大家都认为工业化导致污染，污染会导致肺部疾病的发生。但包括发达国家在内，经过测试加权处理以后发现，大气污染对肺的影响并不是很大。医院的资料发现在一些癌症患者中，女性的腺癌与二手烟、三手烟有关系。什么是三手烟？头发、衣服上带着的就是三手烟。比如在车里、客厅里，周围的软包装都会吸收烟，尤其汽车和房间里的软包装，缓慢地、不停地释放。包括现在室内环境装修用的材料，有很多成分对肺癌有诱发作用。

部分天然石材中有致癌因素，比如氡气。氡气存在于很多石材中，总体来讲，越豪华的装修，氡气越多。我们对自己的工作场所和生活场所、密闭空间的空气污染导致肿瘤没有引起重视，这些因素在某种程度上比大气污染更重要。

吸烟会导致肺癌中鳞癌的发生，对于大部分女性肺癌患者，主要是因为吸二手烟导致的肺癌，所以吸烟是打开癌症开关的重要因素。密闭的环境也是引发肺癌的重要原因。如果在密闭环境中长期吸烟，房间内的软包装和家具会吸收烟并缓慢释放出来，对身体造成危害。另外，很多天然石材中含有导致肺癌的氡气，选择时要慎重，并注意通风。

* 长期肺病患者是肺癌的高危人群

刘先生 60 岁，由于常年吸烟，加上患老年慢性支管炎多年，最近总是感到肺部不适。于是他到医院来检查身体。医生建议他做一个胸部低剂量 CT，而且建议他 1 年来做一次。刘先生很困惑，CT 真的要 1 年做一次吗？这对身体的危害又有多大呢？

专家提示

肺癌在全世界高发，科研人员想尽一切办法想早期发现。拍胸部 X 线片是医生经常用的检查方式，但被证早期肺癌检查最有效的手段就是低剂量CT，它比做普通CT损伤减少90%，却能够达到同样的效果。但是并不是所有人都需要做这项检查。吸烟20年，40～50岁以上的人群和有长期肺病的患者可以选择此项检查。如果发现早期肺癌，用微创手术即可治愈，及早关闭进一步癌变的开关。

肝硬化是导致肝癌的一大重要原因。而引起肝硬化的原因除了肝炎之外，还有长期酗酒。另外，酒精本身对肝细胞的损伤可能导致癌变。所以要想远离可怕的肝癌，必须降低饮酒量，每天最多10～12克，而且还要低于50度。肝癌高发的原因还与我们身体中普遍缺硒有关，硒在肿瘤发生过程中对身体有保护作用。

明发现率不高。所有的医生都知道CT看肺最好， CT是X线断层扫描，放射剂量比胸部X线片大很多，对于健康人来讲弊大于利。很多人都在想怎么把CT的有害性降低而发挥它的有效性，把它作为肺癌早期诊断的依据。从1992年开始，美国一些科学家研发筛查肺癌的方式，采用一种新方式降低肺癌的死亡率，那就是将常规量降到1/7，甚至1/10。这样的情况下对人体损伤就比较轻了。但即使降到如此低的剂量，也不建议普通人群每年都做。一般吸烟20年的人大约在40岁，普通人群一般40～50岁以上可以做这个检查，但安全性是很重要的一个考虑方面。因此，刘先生还是应该每年进行CT检查的。

早期的肺癌治疗首选是手术，这些年手术技术的进步很快。早期的小肺癌，大部分通过微创手术就可以解决，所以手术是早期肺癌的主要治疗手段。另外，不要对放疗和化疗有所抗拒，手术前化疗，化疗后再手术，可以提高治愈率，降低复发率。绝大部分需要放化疗的患者是有适应症的，他们参与放化疗的获益率比受损率要大很多。

* 喝酒和肝硬化都有可能导致肝癌

肝癌的癌前病变症状很清楚，叫作肝硬化。肝炎会引起肝硬化，长期酗酒会引起肝硬化，也有可能是酒精本身对肝细胞的损伤导致肝细胞直接癌变，所以大量饮酒和肝癌的关系是比较明确的。

另外，缺硒对肝脏影响比较大。总体来讲，中国乙型肝炎的发病率沿海比内地高一点，所以肝癌发生率高一点。研究发现，井水食物中硒含量比淡水低一点，这也是客观的原因之一。

第二十二章

癌症黑名单

讲解人：张凯

中国医学科学院肿瘤医院防癌体检中心副主任、副主任医师

* 肿瘤是怎样形成的？
* 红酒是防癌饮品吗？
* 哪些食品易致癌？

根据全国肿瘤登记中心发布的《2012 中国肿瘤登记年报》显示，在我国，每分钟就有 6 人确诊为癌症。生活中引发癌症的原因有哪些？中国医学科学院肿瘤医院防癌体检中心副主任、副主任医师张凯为您解答。

* 癌症并不可怕

癌症患者中近一半是可以治愈的，实际上癌症尤其是早期癌症并不可怕，大部分癌症治愈率比中末期肾病、三期出现并发症的高血压以及糖尿病的治愈率要高得多。

肿瘤的概念及成因

肿瘤的通俗概念非常简单，就是在人正常躯体的任何地方出现一个由自身组织形成的、有一定体积的、不应该出现的东西。

肿瘤的发展过程，一种是外因作用，另一种是内因作用。为什么有一些人吸烟会患肿瘤？通过内因和外因结合分析就能得出答案。首先内因是不同的个体对相同

的损害因素产生不一样的反应。吸同样的烟，同样外因的情况下，有一些人会出现包括癌症在内的损害，但是很多人不会，这是内因在起作用。

实际上内因推到底是基因，也就是遗传。人的细胞和许多生物细胞一样，有一个自然的生长过程。细胞的基因上携带很多定时炸弹，称为癌基因；还有抑制定时炸弹爆炸的称为抑癌基因；还有一些定时炸弹要爆炸之前抑制定时炸弹爆炸的修复基因。这三种细胞共同作用，使整个机体的细胞向前发展。随着时间的推移，有一些抑癌基因失效了，就会出现一些细胞原本不应该具有的东西，比如无限分裂、无限增殖等。

在人的正常躯体中，本不该出现的由自身组织构成的所有东西都叫作肿瘤。所以肿瘤在人体中不可避免，但是肿瘤也有良性和恶性之分，所以并不是所有的肿瘤都可怕。人从出生时起细胞内就有随时爆发的癌基因，与此同时，还有抑癌基因和修复基因。三种基因共同发展促使细胞增长。此时如果外在致癌因素作用，癌症患病率就会增加。比如每天一包烟，连续吸烟20年，此类人群每17人中将会有一名癌症患者。所以，长期吸烟的人群在癌症黑名单之中。

* 红酒抗癌作用小　酒精致癌作用大

李阿姨的生活很规律，但是饮食却是个问题，她平时只吃肉，不吃菜。可是肉吃多了，高血压、高血脂就找上门来了。但是最近李阿姨在上网的时候发现，吃肉时喝点红酒，能软化血管，更重要的是可以防癌。红酒真的可以帮助我们走出癌症的黑名单吗？

专家提示

红酒在老百姓的观念里有很多误解。红酒里面有抗癌作用的成分，比如白藜芦醇，是有一定体外抗癌作用，但因为红酒中这种物质含量比较少，酒精含量是大部分，所以真正要达到防癌的效果要喝多少红酒？过量的红酒所含的酒精产生的副作用对癌症是有负面影响的。

红酒里面所含的白藜芦醇有一定抗癌作用，但是含量较少。与此同时，喝红酒时所摄入的酒精产生的副作用很大，所以红酒不能作为防癌饮品。

* 加工食品食用要适量

防癌食品目前没有明确的说法，但是致癌的食物是很确切的：加工过的肉类、加工过的蔬菜（包括酸菜）、沿海地区居民爱吃的各种咸鱼，已经明确被证实可增加消化道肿瘤和肝脏肿瘤的发生率。加工过的食品会产生有机和无机的化合物，比如亚硝酸盐，可直接诱发癌症。另外，加工过的食品往往要在非保鲜的状况下储存，会产生霉菌。霉菌有一部分是对身体有益的，但是绝大多数霉菌还是不好的。最典型的是黄曲霉素，致癌性特别强，加工腌制食品里面几乎都有它。

第二十三章

肿瘤拦截正当时

讲解人：张凯

中国医学科学院肿瘤医院防癌体检中心副主任、副主任医师

* 哪种检查能及时发现肺部肿瘤？
* 如何避免胃癌发生？
* 怎样避免结肠癌发生？

早期肺癌难以被查出，我们该如何应对？肿瘤早期防治，哪些人应该特别关注？分析癌症发生的种种原因，我们该如何远离癌症？中国医学科学院肿瘤医院防癌体检中心副主任、副主任医师张凯为您解答。

* 高危人群应早检　及时发现肿瘤

今年 58 岁的老李是个老烟迷了，在 3 年前的一次体检时，医生发现他的胸部 X 线片上有一个小阴影，建议他做进一步的检查，经过 CT 检查之后，医生告诉老李，他是早期肺癌，但值得庆幸的是肿瘤只有 1 厘米大小，而且是独立的病灶，只需要通过放射线治疗就可以了。三年过去了，老李的癌症并没有发生转移。难道这听起来让人为之色变的癌症，就这么容易地治好了吗？

专家提示

全世界的专家都在研究一种发现早期肺癌的方法，叫作低剂量薄层胸部 CT。因为低剂量薄层 CT 对肺癌早期发现的确切性很高，因此全世界各国很快就开始推

广这种检查。癌症早诊有两个很重要的概念：一个是低剂量，因为肺癌虽然是第一大癌，但是对于广大人群来讲，患肺癌概率极低，所以不推荐所有人都去接受这么大剂量的检查。另一个是检查后要定位高危人群。比如一个20年以上烟龄的烟民，就是高危人群，应该去做这样的检查。这是低剂量薄层CT传达的两个肿瘤早诊的概念，即高危人群和手段确切。

由于胸部X线片检查有一定的局限性，对于生长比较偏、个头比较小的病灶容易被漏检，建议肺癌的高危人群每年做一次低剂量薄层CT，做到肺癌早发现、早治疗。

* 改变生活方式可以避免癌症发生

32岁的大刚是公司的骨干，平时经常加班加点，一年前他感觉到胃部不舒服，吃不下饭，到医院做了一个检查，医生告诉他是慢性浅表性胃炎。这个诊断并没有引起大刚的注意，他依然是拼命地工作，不注意饮食时间，经常到晚上九点多才吃晚饭。直到有一天他感觉胃疼痛难忍，这才又来到了医院，医生告诉他，他的胃炎已经发展成了胃癌。

专家提示

胃炎和胃癌的关系比较复杂。过于频繁的情绪波动及饮食习惯的变化，都会造成胃部的损伤，使胃发生一些恶性的病变。现在的年轻白领们，作息时间不规律，该睡觉的时候不睡觉反而很兴奋，胃处于缺血状态；该吃饭的时候不吃饭，胃开始分泌胃酸您却让它空着，胃是不怕劳动只怕饿的。长此以往，造成了胃部慢性的损伤。胃部的疾患，包括胃炎、胃癌的发生率也会提高。另外，幽门螺杆菌也是致癌因素之一。幽门螺杆菌在人群当中的感染率是非常高的，而胃癌的发生率是很低的，因此胃癌是一个多因素诱发的疾病。生活方式的改变，对降低胃癌的发生率是很重要的。

长时间作息时间不规律，容易导致胃炎等多种胃部疾病，甚至形成胃癌。所以，预防胃癌，要从改变生活方式做起。几乎所有的胃病都和幽门螺杆菌感染有关，如果在体检当中发现了这种病菌，而且自身又出现了不适，一定要接受治疗，解决胃部的隐患。

如果在体检中发现了幽门螺杆菌，要积极处理。幽门螺杆菌经过干预治疗变为阴性以后，胃癌的发病率就会下降。幽门螺杆菌在处理上，不像感染HPV（人类乳头瘤病毒）在预防宫颈癌的处理上这么严格。胃部所有的疾患几乎都和幽门螺杆菌有一定的关系，浅表性胃炎、糜烂性胃炎、十二指肠溃疡都有幽门螺杆菌的“黑手”在里面。所以医生建议，如果发现幽门螺杆菌阳性，患者又有胃部不适，一定要干预。幽门螺杆菌的治疗传统是三联疗法，其中一半是治胃病的，因此在治疗的时候，把胃部症状也控制住了。如果单纯地治胃炎而没有把细菌消灭掉，胃炎就会反复发作，所以有症状的患者，还要认认真真地做治疗。

* 结肠癌的发生和结肠息肉密切相关

今年56岁的高女士，先是查出了乳腺癌，做了放化疗之后，又长期拉肚子，医生建议她做一个结肠镜的检查，结果查出是早期的结肠癌。经过手术切除病灶，恢复得很好，但是厄运并没有远离她，没过多久，结肠里又出现了新的癌变组织，在接下来的日子里，高女士一共患了四次结肠癌，不过好在都是早期，能够很快地治愈。

专家提示

这个患者的第一个症状是腹泻，大便习惯改变很明显。当时医生建议她做个钡灌肠，患者非常不愿意。她不愿意的原因有两个：第一，这个检查会有一点不舒服。第二，患过肿瘤的患者跑到肿瘤医院以后，她有一种赶紧检查完赶紧走的心理。在医生的坚持下，她做完这个检查，结果检查出一个早期的结肠癌。

绝大部分结肠癌的发病是有这样一个过程：先有息肉，在息肉的基础上发生了腺瘤样的息肉，腺瘤出现了不典型的增生，有一部分就会癌变。当把这个过程搞清楚后，作为医生就很清楚应该在出现癌变之前将它挡住。

结肠是储备食物残渣的地方，大部分的营养物质都在小肠被吸收了，用不恰当的比喻，它是一个垃圾箱，同样两个垃圾箱，一个里面扔进去一只鸡，另一个里面扔进去一捆菠菜，过一个礼拜去闻一闻，扔进一只鸡的垃圾箱就会臭不可闻。因此，结肠癌的预防方法非常清楚了。第一，对饮食的控制，避免肉这类蛋白质的大量摄入。第二，保持大便通畅，若第二天就把它清理则就很难发酵了。第三，就是要发现自己易患结肠癌的诱发因素。结肠息肉很多都是遗传的，如果自己的一级或二级亲属里有结肠息肉患者，那么就要积极主动地检查自己有没有。发现息肉以后，一定要坚持治疗，把该切的息肉切掉，完全可以避免结肠癌的发生。

结肠癌的发生和结肠息肉密切相关，有家族结肠癌史的人，一旦发现结肠息肉，要尽早治疗，切除息肉，防止发生癌变。同时也要改善生活方式，少吃红肉，保持大便通畅。对于结肠癌的高危人群来说，每年做一个连续三次的大便潜血检查，也可以提早发现结肠癌，但是这种方法不能够发现结肠息肉，所以对于有结肠癌家族遗传史的人，还是建议每年做一次结肠镜检查。

第二十四章

癌从鼻入

讲解人：杨跃
北京大学肿瘤医院胸外二科主任、主任医师

* 哪些因素可能导致肺癌？
* 肺癌的典型症状是什么？
* 怎样预防癌从鼻入？

提起肺癌，很多人都会觉得毛骨悚然，因为这是导致国人死亡率较高的一种疾病。那么，人体健康的第一道关卡——鼻子，跟肺癌这种险恶的顽疾之间究竟是什么关系？生活中应注意哪些，能让我们远离这种疾病？北京大学肿瘤医院胸外二科主任、主任医师杨跃来告诉您。

* 游泳可能诱发肺癌

十几年前，有一位40多岁的公务员，体检时发现肺里长了一个肿物，医生诊断是肺癌。做完切除手术后，他的肺呼吸的张力不是特别好，经与医生商定，他开始坚持游泳，并且坚持了10年，肺活量锻炼得很好。这过后，他3年都没有再找医生复查，等他再去医院复查的时候，他的癌细胞已经转移到了脑部。医生问他的太太：这些年有何特殊情况或者活动？比如家里是否装修，他是否抽烟？太太回答：都没有，他最多的活动只有游泳。于是专家怀疑泳池的水助长了癌细胞的转移。

专家提示

当泳池里的水的味道比较刺鼻时，最好换做其他的运动。因为水中含有的氯气可能对肺部健康有一定不良的影响。

* 烧香可能诱发肺癌

有一位70多岁的老教授患了肺癌，当她接受了手术，把有病的肺拿出来以后，颜色黑得吓人。她的老伴也是教授，夫妇俩的生活很规律，没有吸烟、喝酒等嗜好，家里也不经常炒菜，也没有大肆装修过，通风设施和条件也正常。百思不得其解时，医生得到了一个信息。原来，家里供着一个佛龛，老人每天早晚有一个习惯，就是烧香、静坐一个小时左右。而烧香时，窗户是关闭的。

专家提示

在完全密闭的空间里烧香，烟排不出去。久而久之，烟里的化学物质就可能诱发肺癌。

* 装修可能诱发肺癌

徐女士的单位每年都会组织职工体检，2003年，当时体检是用胸透查肺部，徐女士的检查结果一切正常。但2004年当她再次例行体检时，医院的设备改成胸部X线片查肺部，没想到新设备查出了新问题，胸部X线片中左肺上半叶发现一个核桃大小的阴影。另外，新增加的肿瘤标记物的检查结果，也有一项指标超出正常值5倍多。最终，徐女士被诊断患上了肺癌。徐女士为什么会患上癌症？时间回溯到2000年。当时徐女士家经历了一次装修，而装修以后她家并没有考虑入住的空气标准装修过程中的惰性元素氡气会影响肺部健康，所以，新装修的房子和新的家具，最好找相关部门测试，以确保室内空气的健康。

就住了进去。徐女士告诉专家：当时入住时他们并没有闻到什么异样的气味。

专家提示

室内装修污染也是肺癌的一个诱因。在人们越来越注意环保的今天，室内装修污染已经成为人体健康的一大危害。目前，导致肺癌的原因吸烟是第二位的，而已经攀升到第一位的是室内装修里的无色、无味的惰性元素。

* 化妆品里增白的化学物质可能诱发肺癌

杨跃主任曾经被邀请到云南个旧做手术。当地的锡矿是世界四大锡矿之一。他一到那儿就发现当地人，特别是女孩子脸都很白，他以为她们是使用了某种化妆品。当地医生告诉他，这里的女同志不用化妆品，因为锡矿里有一个成分是氡，空气里都弥漫着这种物质有助于皮肤增白，但这里也是肺癌高发区。

专家提示

这些年女性患肺癌的年龄趋轻，有可能与使用的化妆品里增白的物质有关。女性朋友们要注意不要过量使用有增白效果的化妆品。

* 肺癌的典型症状有三

肺癌的典型症状有三种，分别是胸痛、咯血和咳嗽。肺癌早期的症状是胸痛和咳嗽。如果早晨起来发现痰中带血丝，则需留意了。如果连续几天甚至一个星期天天如此，可就不是简单的咽炎了，要及时去医院就诊。如果发现这一段时间老是觉得嘴里没有什么味道，没完没了地干咳，一说话就咳嗽，医学上叫“刺激性干咳”。持续两三个星期如果症状不见减轻，就要去及时就诊。还有，如果胸部老觉得隐隐作痛，或是刺痛、闷痛，也有可能是肺癌早期的信号。

* 戴口罩有讲究

有人认为口罩越厚越好。其实不然。第一，空气里氧气的成分有 21%，如果口罩过于厚重，势必影响呼吸系统接触到这 21% 的氧。戴口罩时间长了以后，就感觉到胸闷、心慌。所以，口罩如果选择不当，或者本身有一些老年性疾病，比如老年慢性支气管炎或心血管病，那么戴口罩过厚，就有可能导致缺氧。第二，有些人认为，呼吸活动中，吸氧重要，而呼出多少无所谓。其实这是一个错误的认识。如果呼吸系统没有及时把人体代谢出的废气通过血液循环集中在肺脏，然后从肺脏很快呼出的话，就势必导致另一个症状，那就是萎靡不振。因此，口罩过于厚重，呼出活动不畅，对肺脏的功能不利。第三，口罩太厚、戴得时间过长，口罩就会有湿气。因为我们呼出的气体是含水分的，在呼吸活动中，鼻子周围的口罩就会出现湿气，就会产生细菌，继而这些细菌就会被吸入肺里。因此，戴口罩有讲究，注意不要太过厚重，也不要出门必戴。如果戴，时间要适当。一般不要超过 2 个小时。另外，戴过的口罩要及时清洗。

* 不建议 32 层纱布口罩

很多老年人年轻时戴过的 32 层纱布口罩，如今已经非常少见了，那么它是不是功效真的不如其他后来居上的新型口罩？这种口罩是以厚取胜的。老年人呼吸系统相对功能弱一些，戴太厚的口罩容易上不来气，造成缺氧状态。因此，专家不建议戴这种口罩。

*N95 型的口罩最适宜

因为 N95 型的口罩是按照三层机理设计的。最外层起过滤作用，能够过滤空气里的沙粒；中间层含有竹炭或其他成分，是真正的过滤层；最里层相当于干燥层。因为口罩不能潮湿，否则细菌容易滋生。所以，专家认为 N95 型口罩的构造是相对科学合理的，更适合出行的人配戴。

第二十五章

流动的癌症

讲解人：张晓辉
北京大学人民医院、北京大学血液病研究所主任医师

* 急性淋巴性白血病哪些人群发病率高?
* 白细胞增高、血小板低与白血病有何关系?
* 一般贫血及白血病贫血的症状有什么差别?

它发病急病情重，是最“喜欢”老人和孩子的癌症。貌似简单的病症却是它发出的重大预警。出血、贫血、疼痛，我们离白血病到底有多远？北京大学人民医院、北京大学血液病研究所主任医师张晓辉为您一一解答。

* 急性淋巴性白血病老年人和儿童发病率高

我们常说的白血病，分为髓性白血病和淋巴性白血病。急性髓性白血病的发病情况符合肿瘤的发病特征，随着年龄的增长，发病率增高。但是急性淋巴性白血病的患者群集中在 14 岁以下儿童和 60 岁以上的老人。

白血病按发病的进程又分急性和慢性，不同于一般肿瘤的早、中、晚期。慢性白血病潜伏期较长，症状不明显，有些只在体检时发现白细胞增高，而急性白血病发病较急，可能出现贫血、浸润，慢性白血病如果不及时治疗，可转化为急性白血病。

血液中的白细胞是人体中的卫士，可以与侵入人体中的病原体做斗争。一旦白细胞发生异常改变，就容易感染，表现在身体中就是会出现发烧的现象。但是发烧只是白血病的一个初步表现，并不能作为诊断标准。

* 白细胞增高不一定是白血病

白血病是血液系统的恶性肿瘤，它是我们体内的白细胞某个成分发生异常改变，变异后的恶性细胞进入身体组织，就会使人体的组织受到损伤。由于白细胞本来的功能是人体的卫士，阻止外来病原体的入侵，但是变异后的白细胞不再具有这样的功能，患者就容易出现感染，表现在症状上则是发烧，很多没有确诊白血病的患者早期往往低热或者高热，这是白血病的一个临床表现。

血常规检查发现白细胞增高，不要感到恐慌，有可能是炎症感染造成的，如果白细胞随着炎症的消除下降，就和白血病没有任何关系。如一位患者腿上感染长了脓包，白细胞计数升至几万个，实际上是脓肿造成白细胞增高，感染好了体温正常了，白细胞就会降下来。但白血病患者出现白细胞计数的增高，高的不是我们体内真正的白细胞，而是变异后的恶性肿瘤细胞。

大部分白血病患者的白细胞都是高的，而白细胞低有可能和病毒感染有关，其他的疾病比如风湿性疾病等也会引起白细胞降低。再有如造血功能不好，少部分人可能是再生障碍性贫血。

* 血小板低不一定是白血病

小张今年 26 岁，最近她突然发现自己的腿上总是不自觉地青一块紫一块的，可是仔细想来，自己平时走路很小心，也没有磕着碰着，怎么会就突然出现这些斑块呢？带着疑问，小张准备到医院查血，检查结果发现小张的血小板数值低于正常值很多，这时她脑海里就想到很多电影里的画面，白血病的症状才是这样。这可吓坏了小张，这白血病难道是靠近自己了吗？

专家提示

血小板是血液中非常重要的成分，主要功能是止血。就像是河道破口了，水流出来，这时我们会用一些堵塞缺口的东西，比如沙袋、泥浆、石头等。我们的血小板就好比这些沙袋、石头。人体内如果血小板数量很低，出现磕碰就容易出血，甚至没有磕碰皮肤就出现青紫。血小板的数量够多，才能正常止血。

血小板低有两种情况：一种是血小板减少症，可能由风湿性疾病或免疫异常引起；另一种就是白血病。但是单一血小板减少且没有任何症状的情况占出血性疾病的30%左右，这并不是白血病。如果血小板减少伴有白细胞增高，出现发烧和贫血等症状，就需要到医院做进一步检查，尽早排除白血病的风险。单纯性血小板减少，有可能表现为经常流鼻血，可能与牙龈或鼻腔的病变有关，不必过度恐慌，如果是血液病变，鼻子和牙龈没有任何问题，也会出现牙刷轻轻碰触就会出血的情况。

血小板的主要功能是止血，如果血小板减少并伴有发烧和贫血等症状时，需要到医院进一步检查，尽早排除白血病的风险。

* 贫血的原因及症状

47岁的赵先生，原本是家里的顶梁柱，没想到，一场灾难却突然降临在他的身上，几个月前，他被查出患上了白血病，住进了北京大学人民医院血液病研究所的病房，这时的他想到自己十年前患过贫血，这白血病与自己十年前的那次贫血有没有关系呢？

专家提示

我们通常所说的贫血，体现在化验单上，就是在检测血常规时，红细胞计数和血红蛋白这两项低于正常值。出现这种现象很常见，背后的原因有几种，最常见的原常见的贫血有两种情况，一种是因为长期失血引起的缺铁性失血，例如肠道出血和女性月经过多，表现为面色苍白、头晕。另一种是营养性贫血，例如常年饮食不均衡，身体缺乏维生素 B_{12}，表现为舌面发亮。

因是出血，比如女性月经过多、经期过长容易发生缺铁性贫血；再比如肠道的出血和痔疮，时间一久身体储备的铁就会流失，出现面色苍白、头晕等贫血的症状。另一个原因是偏食造成的营养性缺血，比如长期只吃面食、喝粥，蔬菜吃得少，缺乏维生素 B_{12}，也会引起贫血。缺乏维生素 B_{12} 表现为舌面发亮，也叫镜面舌，这种贫血经过外源性的补充就可以恢复。

* 白血病贫血的原因及症状

癌细胞的增殖如果没有得到有效控制，就会抑制红细胞的发育，身体上的表现是贫血。好比一块种庄稼的地里，如果杂草丛生，就会和庄稼争夺营养而影响庄稼的生长，在我们身体内，好细胞是庄稼，癌细胞就是杂草。

造血组织在制造红细胞时，一个重要的原料就是铁，如果体内缺铁就会出现贫血，但是在我们的日常饮食中，关于补铁却出现了误区。其实海产品是含铁最丰富的食材，例如海带和紫菜。其次是肉类和动物肝脏。而我们常认为含铁丰富的菠菜实际上是维生素含量丰富而铁的含量非常少。牛奶中本身是不含铁的。食补可以在日常生活中补充铁，但是如果出现贫血，吃补铁的药物更合适。

如果想正确诊断白血病，需要进行更加专业的检查。主要方法是通过骨髓穿刺取样进行流式细胞检查和骨髓细胞形态学检查。

除了出血、贫血、发烧等症状以外，白血病患者还会有浸润现象，恶性细胞侵犯到其他脏器，会出现肝脾肿大的症状，会有腹部发胀的感觉，并无痛感。如果出现以上症状，应该马上到医院检查。

第二十六章

识破癌症隐身术

讲解人：高树庚、吴宁、吕宁
高树庚　中国医学科学院肿瘤医院胸外科主任、主任医师
吴　宁　中国医学科学院肿瘤医院影像诊断科副主任、PET-CT 中心主任、主任医师
吕　宁　中国医学科学院肿瘤医院病理科主任、主任医师

* 肺癌咳嗽和一般咳嗽有什么区别？
* 胸部 X 线片诊断肺癌为何容易遗漏病情？
* 治疗肺癌有什么新方法？

秋季高发的咳嗽咳痰，居然潜藏致命危机。不容忽视的致癌因素，有时已经悄悄来到您身边。您知道有一种物质叫氡气，是肺癌的致病原因吗？中国医学科学院肿瘤医院胸外科、影像诊断科、病理科，三大科室强强联合，为您抵御来自肺脏的致命危机。

* 肿瘤早期无明显症状 持续干咳需重视

梅先生 64 岁，退休前是一位教师。2000 年，退休后就被儿子从湖北老家接到北京一起生活。梅先生平时非常注意锻炼身体，更是远离烟酒。他希望自己健健康康的，不给儿女增加负担，然而身体一向硬朗的他，在 2009 年的一次检查中查出患了肺癌。肺癌的种子在不知不觉中已经在他身体里扎了根。早在两年前的一天，天气有点微凉，梅先生出现了咳嗽的情况，他以为是着凉感冒了，

就找来了感冒药服用。可是，两个星期过去了。他的症状并没有缓解，反而还出现了胸痛的问题。难道他此时的咳嗽胸痛，就预示着肺癌已经找上门了吗？

专家提示

最早期的肺癌，绝大部分是没有症状的。到了中晚期以后，最常见的症状是咳嗽，主要是刺激性的干咳，没有痰。如果嗓子和气管总发痒，并且经过一般性的治疗之后还持续发作，这时一定要警惕有没有肺癌的发生。

* 肺癌咳嗽和一般咳嗽的区别

一般的咳嗽是会伴随有痰，如有黄痰或伴随上呼吸道感染、感冒等其他症状。肺癌引发的咳嗽是刺激性的、没有痰的干咳，并且反复发作。无论咳痰还是胸疼、胸闷，如果排除一般性的疾病还找不到病因，一定要警惕是否是肺癌的发生。

咳嗽、咳痰、咯血、胸闷，这都是跟肺有关的症状，还有一些不是首先发生在肺上的症状，也叫肺外症状。比如发生在膝关节、肘关节、腕关节，还有一些长骨，如人们常说的大腿骨，还有小腿的骨头，都可以引起骨膜的增生，会肿，按压的时候会疼，这种疼跟平时的关节炎的疼痛不同。关节炎首先要有类风湿性疾病的病史或者骨质增生，而这是在没有那些诱因的前提下，出现了疼痛。肺癌的肺外症状不是转移，它是因为肺癌细胞分泌了某些特殊的激素。另外，肺癌到晚期，转移到骨头，造成了骨质破坏，也可以引起全身骨头的疼痛。

* 肺癌的其他症状

肺癌的症状，也包括手指、脚趾肿。如果在指端出现了像小槌子一样的情况，也就是上面比下面的一节的手指要粗要大，就应产生怀疑。首先，它是杵状指；其次，有胸痛的情况，可能是肺癌侵犯胸膜，有的肿瘤还会坏死，坏死后会引起发热，即发烧，甚至可以高烧到39℃以上。这种发烧，肿瘤一旦切除后，很快就会好。

肺癌最常见的症状是刺激性的干嗽、无痰，有的患者还会出现咯血、胸闷、胸痛的表现。此外有相当一部分患者，首发症状不表现在肺部，而是会出现骨关节疼痛、杵状指、发烧等问题，需要高度警惕。另外，早期肺癌症状不明显，要想排查肺癌，最好按时到医院检查。

* 胸部 X 线片诊断肺癌容易遗漏病情

早在 2007 年，在梅先生的胸部 X 线片上，就发现了一个圆形阴影。因为当时他并没有出现不舒服，所以就没在意。直到 2009 年，梅先生出现严重的咳嗽、胸痛，这才重视起来，去医院做了各项检查。结果证实了，他患的是肺癌。

专家提示

有时候体检查出问题来，但是体检的单位不专业，没有给患者足够的提醒，也没有引起患者足够的重视，有可能把病情延误了。所以发现肺部结节以后，一定要到专业的医院，去找专业的医生做一下鉴定。

拍胸部 X 线片能不能判断出患了肺癌？这取决于肿瘤的大小，如果肿块比较大，是能够看到的。在美国有一个著名的研究，同时用胸部 X 线片和低剂量 CT 检测患者的肺部，基本所有病变在 CT 上都可以看到，而在胸部 X 线片上 85% 都漏掉了。为什么要做低剂量的 CT？就是既要准确检测出病情又能减少对人的辐射伤害。现在在美国已经有著名的肿瘤诊治指南，并推荐高危人群做低剂量螺 CT 查体。

拍完片子以后，如果判定肿物可能是肺癌，还需送胸部X线片检查不能很好地诊断早期肺癌，漏诊率可达85%，所以建议高危人群，最好每年到医院做低剂量CT来排查肺癌。低剂量CT既能清晰地找出病变位置，又能减少放射线照射，非常实用。此外，如果影像学检查查出了肺部肿物，还要做相应的病理分析，这样才能最终确定肿物是不是肿瘤。

到病理科去检查。病理学检查是另外一个学科，诊断的级别和提供的依据不一样。比如看到肺上长东西了，为什么不直接把它切下来，还要拿去病理诊断？从影像上看，肿瘤经常被形容成肿块、占位等。但事实上它的病变本质有很多可能性，第一层是肿瘤与非肿瘤的鉴别，叫鉴别诊断。如果它不是肿瘤，可能是炎症，也可能是炎症以后的修复性改变，这个叫机化性肺炎。机化性肺炎往往在影像上和早期肺的肿瘤是一样的。第二层，如果是肿瘤，是良性还是恶性，如果是恶性，那它是原发还是转移？要进一步找到证据，这样才能够不盲目地手术，有目的地切除一定范围的肿块。

* 诊断肺癌必须做病理检查

病理检查是肿瘤诊断的金标准，它可以判断出肿物是不是肿瘤，肿瘤的良恶性以及是原发瘤还是转移瘤。病理分析对治疗起到指导性的作用。对于肺癌的病理检查，可采用支气管镜活检、穿刺活检和术中冰冻活检等方式来取得活体样本。

很多人都知道肺部活检的方式，最常用的是支气管镜。肿瘤如果离支气管镜近，镜子下去是可以拿到组织的；如果肿瘤长在肺的周边，支气管镜到达不了就取不到组织。除此之外，还有一个方式，是从胸壁直接穿刺进去。如果病变小，有可能穿刺不到。对于术前难以取活检的病变，术中可采取快速紧急的冰冻诊断。最后的病理诊断是金标准。

如果是良性的肿瘤，可以做肺的部分切除，也不用清扫淋巴结；如果是肺癌，不但要切除的肺组织多，而且要广泛地清扫它可能转移到的某些地方的淋巴结，所以病理检查是非常关键的，即平常说的术中快速病理。

* 医疗技术发展快　微创手术治肺癌

2012年新春刚过，梅先生带着病历来到了医生的诊室，经过医生及其团队的认真计划，决定为梅先生进行手术。2012年1月21日，梅先生被推进了手术室。医生1小时就顺利完成了肺癌切除手术。

专家提示

现在的手术可以通过很小的切口，把器械放进去，看着电视屏幕来完成。非常简单，创伤也非常小。做完手术缝上小孔以后，三天就可以出院。

早期肺癌不需开胸。在胸腔上打2～3个，甚至1个小洞，每个洞直径大概在2厘米就可以完成肺癌手术。

* 氡气是诱发肺癌的高危因素

氡气其实广泛存在于很多物质当中，例如天然的花岗岩、石膏、水泥都含有氡气；还有地质结构里边有些裂缝，可以从底下一直产生氡气到低层的楼房。大气中有时也含有氡气，可以通过空气在室内形成比较多的聚集，这些都是可以导致肺癌的因素。

现在装修用石材比较多，像石膏板、水泥等。新装修的房子一般不要马上入住，要长期通风，3～6个月以后再住。尽管都用了环保材料，但是毕竟多多少少还有有害物质，其中就包括氡气。

氡气是诱发肺癌的高危因素之一。它广泛存在于我们的生活环境中。比如天然石料花岗岩、水泥、石膏中都会释放出氡气。此外氡气很容易在低楼层房屋内聚集，为了避免氡气危害，最好经常开窗通风。

* 肺癌的预防

第一，要有一个良好的生活习惯，不要吸烟或过量饮酒，饮食要平衡；第二，要适当地运动，提高机体的免疫功能，达到预防肺癌的目的；第三，西班牙一个大学的机构有一项研究，适量地饮红酒，能适当地降低不吸烟人群的肺癌患病率，但是对于吸烟的人群则没有此功效，过量地饮酒能够增加肺癌的患病率。

预防肺癌要养成良好的生活习惯，做到不吸烟、少饮酒、饮食均衡、适当运动，这样可以提高身体抵抗力，从而达到预防肺癌的目的。

第二十七章

红色“颈”报

讲解人：张彬、牛丽娟

张　彬　中国医学科学院肿瘤医院头颈外科主任医师

牛丽娟　中国医学科学院肿瘤医院影像诊断科主任医师

* 甲状腺癌的检查分哪几个步骤？
* 甲状腺癌如何治疗？
* 辐射与甲状腺癌之间有何关系？

甲状腺癌在近 20 年里的发病率增长了 5 倍，女性的发病率要比男性高 4 倍。甲状腺癌发病率迅速增长的背后，有着哪些原因呢？如何发现甲状腺癌？中国医学科学院肿瘤医院头颈外科主任医师张彬、影像诊断科主任医师牛丽娟为您解答。

* 甲状腺的作用

甲状腺长在脖子正中偏下的位置，形状像展翅欲飞的蝴蝶，也有人说它像盾甲，所以称为甲状腺。它是人体最大的内分泌腺体，几乎参与所有的新陈代谢。如果缺少甲状腺，小孩可能就长不高，女性会出现月经方面的问题，各种内分泌都会紊乱。甲亢（甲状腺功能亢进），是甲状腺功能过强，甲状腺素分泌得过多，患者出现心跳加快、全身出汗、消瘦、大量饮水还出现口干的现象。如果甲状腺功能减退，患者会出现怕冷、全身浮肿、没有食欲、睡眠不好，跟甲亢的症状刚好相反。甲状腺要发挥正常功能一定要分泌得刚刚好，多了、少了都不行。

* 甲状腺癌的检查

1. 触诊和B超

正常甲状腺大小比较固定，一般高是4～5厘米，厚度2～3厘米，质地软。如果上面长了结节或是体积增大，通过触诊和B超就可发现。1厘米以上的结节用手就可以摸得到，一两毫米的结节可以用B超发现。另外，B超能看出甲状腺结节的性质，做出初步的判断，究竟倾向于良性还是恶性。超声检查的原理是通过超声探头发出超声波，通过返回的声波来判断病变的位置以及大小。甲状腺良性肿瘤在B超上的表现，一般是边界清楚、有完整晕环、内部回声均匀、有粗大钙化影响、血流不丰富反之则可能是恶性。要想诊断是良性还是恶性的，还是需要通过细胞学穿刺检查。如果被检查出有结节不要紧张，根据情况选择下一步检查。一般结节只有5%是恶性的。如果是良性，定期做B超观察即可。如果是恶性的话则需采取手术治疗。

2. 穿刺检查

病理学穿刺，在1987年时就已经被称为细针吸取，是用非常细的针吸取细胞标本。第一步在显微镜下看细胞量的丰富程度，如果是良性的吸出来的细胞非常少，因为良性细胞的黏附性比较好。如果是恶性的，细胞的黏附性就比较差，容易吸出来大量的细胞。第二步看细胞的排列，细胞排列得比较拥挤、杂乱，也是癌的一个特征。乳头状细胞癌在显微镜下的表现，一项是细胞的大小是正常的甲状腺上皮细胞的2～3倍，另一项是染色质增粗，细胞核的染色质比正常的细胞要粗。细针吸取在极少情况下会发甲状腺的检查有三种，触诊、B超和穿刺检查。一般结节大于两厘米，建议做穿刺进一步检查，如果是1厘米以下，可以继续观察。如果小于1厘米，怀疑可能是恶性肿瘤的话，需要在B超的引导下做穿刺检查。一般情况不会导致癌细胞的扩散和种植，不需担心。

生癌细胞种植，发生率在十万分之五到十万分之十，是微乎其微的。如果怀疑可能是恶性肿瘤而病变部位小于1厘米的话，需要在B超的引导下做穿刺检查。通过B超引导下来穿刺，一边做B超，一边看针尖的走向，找到病变最可疑的位置，能够做到非常准确的穿刺，小于5毫米甚至3～4毫米的位置也能穿到。

* 甲状腺癌的治疗

有甲状腺癌家族史的患者，癌症的复发率和转移率都比普通人要高很多，做了单侧切除的患者，对侧的复发率可高达18%，而甲状腺癌最容易转移的部位就是气管周围的淋巴结，概率高达40%～80%。甲状腺癌主要的治疗手段就是手术切除，放疗和化疗对于甲状腺肿瘤没有太大的作用，所以这两种方式一般不会采用。不在颈部留下瘢痕的手术，是通过内镜的方式，从乳晕做切口，将内镜穿到甲状腺肿瘤部位，进行切除。它并不属于微创，只是为了满足一些特别注重外观的患者需求，而且只针对甲状腺癌早期的患者，一般医生不建议患者采取这样的手术。甲状腺手术切除后患者因为无法分泌甲状腺激素，会失去原本的一些功能，比如新陈代谢等，所以需要终生服用甲状腺素，如果患者出现乏力、全身水肿或者心脏的问题，应当警惕是甲状腺功能低下造成的，需要及时补充药物。如果是晚期甲状腺癌的患者，在做完手术后，因为复发的概率很高，所以要采用核素治疗，即服用一种微量的放射物质，叫碘-131，将残余的甲状腺甚至转移的癌细胞杀死，但是在做治疗之前需要禁食含碘的食物，像碘盐、海产品等。

甲状腺癌如果远处转移，治愈率就会降低。转移一般有两种：一种是淋巴结转移，淋巴结转移对甲状腺癌的影响不是特别大，可以治好。另一种是远处转移，比如转移到肺、骨骼，这种情况下治愈率比较低，对生命有影响。甲状腺癌在所有恶性肿瘤里属于发展比较缓慢的一种，及时发现一般也不会在短时间内危及生命。但是有一种叫未分化癌，如果被确诊，大概存活时间为半年左右。

* 甲状腺癌的病因

已经证实，引起甲状腺癌比较典型的原因，就是辐射。像苏联的切尔诺贝利核电站泄漏之后，还有日本长崎和广岛原子弹爆炸后，当地出现了大批的甲状腺癌患者，这都是跟核辐射有着明确的关系。B超是很安全的，它的原理不是通过射线去检查。CT和胸部X线片确实是有射线但射线量比较少，一般做单独几次，不会有太大的问题。但儿童如果反复接受CT，或是涉及颈部或胸部的X线摄影，是有风险的。儿童做类似检查时，尽量把甲状腺保护起来。研究发现，有家族史的人比没有家族史的人患癌的机会高5～8倍，所以遗传是第一个因素。另外，通过流行病学研究发现，碘含量非常高的地区的人患甲状腺癌的概率明显高于正常碘含量地区的人，因此高碘是第二个致癌因素。第三个因素跟女性的激素有关系。第四个因素是肥胖。肥胖的人患甲状腺癌的概率比正常体型的人要高。第五个因素是年龄，甲状腺癌的发展跟年龄有关系，年轻人癌症发展速度要慢，45岁以上的患者会发展得很快，所以要警惕，及早采取正确的治疗手段。

辐射是甲状腺癌的明确因素。遗传、高碘、雌激素影响都有可能引发甲状腺癌。肥胖和年龄也与甲状腺癌有关。

第二十八章

关注第一癌症杀手

讲解人：区颂雷、范占明
区颂雷　首都医科大学附属北京安贞医院胸外科主任、主任医师
范占明　首都医科大学附属北京安贞医院医学影像科主任、主任医师

* 肺癌有哪些信号？
* 如何准确发现肺癌？
* 切除肺叶是否会严重影响肺功能？

如今，肺癌已经成为全球第一癌症杀手，它有哪些信号？如何才能早期发现？首都医科大学附属北京安贞医院胸外科主任、主任医师区颂雷和医学影像科主任、主任医师范占明为您一一解答。

* 肺癌的信号

1. 肺癌信号之一——咯血

2004年“五一”假期的最后一天，天气很好，想着再过一天就要上班了，于是杨先生和家人抓紧最后放松的机会，全家行动到公园去玩，开开心心逛了一天。当晚上回到家里，杨先生一个人待着的时候，突然觉得嗓子不舒服，有些痒想咳嗽，杨先生用手捂着嘴，猛咳嗽了几下后，嘴里有股腥腥的味道，他摊开手一看，手心里有摊血。当时，杨先生非常紧张，第二天赶紧到医院检查。最终医生诊断他患上了肺癌。

专家提示

因为有些肺癌的病灶是长在支气管里的，生长过程中它会侵蚀到支气管的黏膜，如果伴发炎症，微小的血管就会破裂而出血。这些血液就会混合在患者的痰液中被咳出来。一般来说，严重的肺结核或支气管扩张的咯血量比较大，而肺癌的咯血量相对来说比较少，一般以血痰为主，即使有整口的鲜血，量也不是很大。

肺癌一般会伴有肺部炎症，所以一些肺癌患者吃消炎药可以短暂地缓解症状，但停药后症状又会出现。

2. 肺癌信号之二——咳嗽

其实在这次意外出现之前，杨先生的身体也曾经发出过信号，在出现咯血的三四个月之前，他就曾有过类似于感冒的症状，嗓子发干咳嗽不断，当时的他并不知道这是肺癌发出的信号，觉得并不影响生活，以为吃些感冒药就好了，结果检查中医生发现，杨先生的气管内出现了一个菜花样的肿物，是典型的肺癌表现。

专家提示

其实肺癌最先出现和最常见的症状并不是咯血，而是咳嗽。但是感冒、慢性气管炎、烟吸多了都会出现咳嗽的症状，所以往往容易被大家忽略。

如果反复出现同一部位的肺扩张或者肺炎，应尽早去医院排查有没有患肺癌的可能。

一般情况下，年龄超过 45 岁，如果出现持续咳嗽，经过一般的治疗不见好转，就应该上医院检查。另外，一些吸烟的人或者老年人，咳嗽的性质发生改变或咳嗽比以前严重了，也应该及时到医院检查。

3. 肺癌信号之三——胸痛

肺癌长到一定程度，就会侵犯肺外，如果侵犯到肋骨里的胸膜，患者就会感到疼痛。最初侵犯得不是很深，胸痛就不太重。随着侵犯得越来越深入，疼痛就会越来越重，越来越不定，疼痛的时间也会越来越长。

* 肺癌发病与多种因素有关

杨先生虽然插队的时候学会了抽烟，那时候同学要想让他一起抽烟，还得给他搭一块糖，他才会抽。即便是后来当兵，转业工作，会跟别人凑热闹或者应酬时抽上几根，但是他也一直打心眼里对抽烟不感兴趣。在杨先生生病的前七八年，他就已经把烟戒了，一手烟不抽了，不过二手烟却躲不开。即便这样杨先生并不觉得自己患肺癌跟烟有关，那么他患病的原因究竟是什么呢？

专家提示

肺癌发病与多种因素有关，除了吸烟之外，不良的生活习惯、接触有毒有害物质、女性更年期雌激素变化等，都有可能会成为患上肺癌的帮凶。

* 低剂量螺 CT 可以更准确地发现肺癌

专家建议 45 岁以上人群，尤其是男士，应该每年去拍一次胸部 X 线片。一年做 1 ～ 2 次胸部 X 线片，对身体的影响不是很大，但如果是 CT 的话就要格外注意了，因为 CT 的辐射量相比胸部 X 线片要高很多，所以反复做 CT 可能会对患者造成一定的伤害。但是胸部 X 线片也是有死角的，20 世纪 90 年代以后，随着 CT 在临床的广泛应用，通过低剂量螺 CT 筛查肺癌受到医生的关注。在美国的研究中，医生把吸烟者分成两组，CT 筛查组和胸部 X 线片筛查组，结果发现 CT 组发现早期肺癌的数量是胸部 X 线片组的 4 倍，CT 组相比胸部 X 线片组肺癌的死亡率下降了 20%。所以，低剂量螺 CT 成为目前研究肺癌筛查的热点。2011 年一位日本医生报告应用 CT 筛查 25385 人，共发现肺癌患者 210 个，其中 97% 的患者接受手术治疗，5 年生存率高达 90%，可见 CT 筛查肺癌的效果是非常好的。

45 岁以上人群应每年拍一次胸部 X 线片检查肺部情况。

CT 可以发现 2 毫米大小的阴影，但是具体鉴别是什么疾病难度就很大了。早期肺癌，多数人是没有任何症状和体征的。一般被发现，往往是到医院看其他疾病需要拍胸部 X 线片或者 CT，再有就是健康体检时，被偶然发现的。

* 一片肺叶的切除会损失 15% 的肺功能

一片肺叶上出现恶性肿瘤就要将整片肺叶切除，切除后大约会损失掉 15% 的肺功能，所以患者在切除肿瘤前要进行肺功能测试来判断手术后患者的剩余肺功能能不能满足他今后的生活。一些肺功能很差的患者会失去手术的机会。一般的肺癌患者，在手术后，恢复良好的话可以像正常人一样运动、生活。剩余的肺叶会逐渐增大，填补被切掉的肺叶的空隙继续工作。

第二十九章

癌信号　早知道

讲解人：李槐
中国医学科学院肿瘤医院防癌体检中心主任、影像诊断科副主任、主任医师

* 癌症与年龄有关吗？
* 从不吸烟的人是不是就不会得肺癌？
* 哪些原因会导致女性的乳腺癌和宫颈癌？

癌症，亦称恶性肿瘤。它一旦发生，如果没有及时发现，就可能危及生命。如何才能及时发现潜藏在身体里的可怕杀手？如何才能远离癌症？中国医学科学院肿瘤医院防癌体检中心主任、影像诊断科副主任、主任医师李槐为您解答。

* 癌症的发病过程

癌症是一个老年性的疾病。随着年龄增大，机体免疫力逐渐减弱，再加上人体接触致癌因素越来越多，癌症的发生也就多起来了。很多癌症跟感染即炎症相关。癌症的发生发展需要很长时间，最少也要几年。从正常的细胞演变到癌细胞，需要经过不典型增生，中度不典型增生再到重度不典型增生，然后才是癌细胞。不同肿瘤演变时间不一样。

* 肺癌早期可以没有任何症状

58岁的张女士，最近总觉得腰疼得厉害，休息了好几天也不见好转，在家人的催促下，她来到了骨科做检查，可是医生告诉她，她的问题不在腰上，建议她再做一个更详细的检查。可是不幸的消息很快传来了，是肺癌骨转移，才导致她出现了腰疼的症状，这可让一辈子不抽烟的她难以接受。

专家提示

肺癌可以没有任何的症状，很多肿瘤都是这样的，肿瘤的发生，基本没有特定的症状，癌症之所以难以被发现是因为大多数的癌症在身体上并没有明显的表现，没有疼痛等典型症状，等出现症状了很有可能已经到了癌症晚期，发生了骨转移。

* 吸“烟”是导致肺癌的直接原因

吸烟跟肺癌有非常直接的关系，但女性在做饭中产生的油烟对身体的损伤，不低于吸烟的烟雾。在西方发达国家，食物主要以煮为主，蒸炸的过程比较少，中国人饮食习惯、烹调方式多样。但是烹饪过程中产生的油烟对人体危害是非常严重的，同时油炸食物对身体健康也是不利的。女士做饭时要尽量减少油烟的产生，不要把油烧得过热，烧到六七十摄氏度，热锅凉油不会冒烟。另外，女士在非常小的环境中，吸入二手烟对身体的伤害是非常严重的。

肺癌和抽烟密切相关，烟草的气体不仅对抽烟的人本身危害大，对于被迫吸二手烟的人危害也很大。除此以外，厨房的油烟也对肺部有伤害，建议做饭时尽量减少油烟的产生，不要把油锅烧得过热。

* 肺癌的检查

上述案例中的张女士忽略了自己的身体检查。如果每年都做体检的话，肺癌不会发展到骨转移才发现。胸部X线片原本作为检查肺癌最基本的方法，现在比较准确的检查方法有低剂量螺CT扫描，它能够更准确发现早期肺部肿瘤的情况。胸部X线片正位是前后拍，由于身体里有许多组织结构是重叠的，重叠的组织结构把肺部病变位置遮住，是两维的图像，而CT的影像是横断面，把所有遮挡去掉，可以发现肺部是否有早期病变。并且螺CT放射线剂量很低，不会对人体造成射线损伤。

对于肺癌的检查，可以先通过正侧位的胸部X线片检查和连续三天的痰液细胞检查，查看肺中是否有病变的发生，如果发现异常，再进行肺部的低剂量螺CT检查。

如果不做低剂量CT，痰细胞学和胸部X线片的组合是最基本的筛查肺癌的方法。连续三天，留每天早上的第一口痰。当患肺癌时，如果癌症跟支气管相通的话，癌细胞可以通过痰排出，通过检查痰里面的细胞，可以在痰中发现癌细胞的存在。一天的准确性不高，查三天更准确。

* 钼靶检查乳腺癌的优势和适用人群

60岁的王女士，在两年前的一次免费体检当中，查出了乳腺上面出现了一个结节，医生建议她去医院做一个进一步的钼靶检查。结果很快出来了，医生告诉她，在她的左侧乳腺当中发现了一个直径0.8厘米的肿瘤，由于个头不大，所以建议她立即手术取出肿瘤。手术后两年多了，王女士的身体没再出现过其他肿瘤。

B超是乳腺检查的初筛项目，如果发现了问题，再做进一步的钼靶检查。建议超过35岁的女性，在体检当中增加钼靶检查的项目。

专家提示

钼靶检查实际上是X线摄影，钼靶是专门针对乳腺进行拍照。B超检查对乳腺是初步筛查的手段，有些乳腺癌以医学上称为“钙化”的形式出现，在超声上很难发现，但是在乳腺钼靶X线摄影结果上则很容易被发现。乳腺超声检查只能作为初步筛查的手段，一些比较年轻的女性，不太适合做钼靶X线摄影，因为会受到不可避免的损伤。35岁以上的女性可以做钼靶X线摄影。

* 女性乳腺癌和宫颈癌的筛查及患病原因

从2013年开始，北京市妇女乳腺癌和宫颈癌筛查扩大服务范围，筛查年龄扩展为35～64岁，同时，增加宫颈活检、乳腺X线摄影等后续免费诊断项目。同时，在固定机构，全年为妇女提供乳腺癌和宫颈癌筛查和诊断服务。规定年龄在35～64岁，是因为这个年龄段的女性患癌的机会比此年龄段以外的女性高。为了让更多的可能患癌的女性受益，规定这个年龄区间，年龄区间之外的人不享受免费项目，但并不是说35～64岁以外的女性不会患乳腺癌或宫颈癌。

乳腺癌是一种富贵病。随着生活水平的提高，肥胖、激素水平不稳定接踵而来。很多致病因素可能导致乳腺癌，尤其在大中城市，女性患乳腺癌的概率比农村女性大得多。不当的饮食结构、城市的生活环境，都使患乳腺癌的机会大大增加。宫颈癌的主要致病因素是HPV感染。如果能够控制HPV的感染，切除它导致的宫颈不典型增生，阻断癌变的过程，就可以防治宫颈癌。

乳腺癌的发病与生活状态、饮食习惯密切相关，是一种富贵病，而宫颈癌与人乳头瘤病毒密切相关，只要坚持做好宫颈癌筛查，就能有效预防宫颈癌的发生。

第三十章

肝肠危险早发现

讲解人：李槐
中国医学科学院肿瘤医院防癌体检中心主任、影像诊断科副主任、主任医师

* 多数肝癌患者的生存期有多长?
* 肝癌有哪些致病因素?
* 结肠癌如何检查?

人的一生患癌症的概率有15%。据统计，我国的肝癌患者占全球的一半，结肠癌的发生率也很高。如何做好肝癌、结肠癌的筛查？肝癌、结肠癌又如何治疗？中国医学科学院肿瘤医院防癌体检中心主任、影像诊断科副主任、主任医师李槐为您解答。

* 肝癌的恶性程度高

肝癌的恶性程度很高，大部分肝癌患者只有半年的生存期。我国是一个肝癌发病的大国，全世界一半的肝癌患者都在中国，而患上肝癌的人当中，80%是乙型肝炎病毒感染者。男性肝癌患者的人数大概是女性肝癌患者的3倍。

我国肝癌的发病率占全球的50%，即全球有一半的肝癌发生在中国。而且我国是一个乙型肝炎大国，有一亿多人有乙型肝炎病毒的感染，而肝癌跟乙型肝炎病毒感染有非常密切的关系，肝癌中80%的患者有乙型肝炎感染的病史，但并不是说乙型肝炎患者都会发展成肝癌。从乙型肝炎到肝癌的过程，要经过乙型肝炎、肝硬化最终发展成为肝癌，整个过程需要二三十年的时间。感染过乙型肝炎病毒的人群，要注意筛查排除乙型肝炎病毒的存在。与乙型肝炎发展到肝癌的过程相比，丙型肝炎

感染到肝癌的过程可能短一些。男性肝癌发生率大概是女性的3倍。

* 肝癌的致病因素

肝癌的致病因素，除了肝炎病毒的感染之外，还有酒精性肝炎，酒精性肝炎也会演变成肝硬化，最终发展为肝癌。随着饮酒的人越来越多，酒精性肝炎导致的肝癌也越来越多。心情不好、烦闷或生气，不仅和肝癌有关系，而且跟许多肿瘤的发生都有关系。因为在心情舒畅的情况下，机体免疫力高，心情不舒畅时，机体免疫力下降，所以保持良好的心态，患肿瘤的机会就少。而肿瘤是在机体免疫力下降情况下产生的，一个人一生中大概有15%的机会可能患癌症。在离致病因素很近，甚至长时间接触致病因素或者很长时间心情不舒畅、郁闷的情况下，都会造成身体免疫力严重下降，进而使患肝癌的概率增大。

* 肝癌的治疗方法

76岁的李先生，在2011年底被查出来是肝癌晚期，听说癌症的治疗不仅要做手术还要进行痛苦的放化疗，这让他一度想放弃治疗。但是到了医院以后，医生告诉他，可以采取一种介入治疗的方法，而且不用做开腹手术，他这才慢慢地开始配合医生的治疗，住院两个星期，做了两次介入手术之后，他的肿瘤组织终于被控制住，不再增长了。

专家提示

肝癌首选的治疗方法是手术切除，称为根治性治疗方法，即把肿瘤全部切除。如果能够手术完全切除，五年生存率是很高的。早期肝癌五年生存率一般在62%左右，如果是晚期肝癌，不能进行手术切除，就要采取姑息治疗的方法，延缓肿瘤的生长。介入治疗是目前针对晚期不能手术切除的肝癌患者首选的姑息治疗方法。

介入治疗在影像设备的导引下，比如CT、核磁共振、超声或血管造影，将特殊器材放到肿瘤部位。如果有肿瘤就会有肿瘤供血动脉，用栓塞剂把供血动脉堵塞住，使肿瘤不能生长，达到长期带瘤生存的目的。这种方法并没有把肿瘤切除，而是让肿瘤不生长，与机体达到稳定状态。肝脏位于血管末端，如果只是把肝脏里肿瘤这部分血管堵住，对身体其他地方的血管没有任何影响。世界卫生组织已经把肿瘤归为慢性疾病，也就是跟高血压、糖尿病一样，通过某一种药物或某一种手段，使疾病长期得到控制。高血压、糖尿病无法治愈，但可以通过药物把疾病控制在平稳的状态。肿瘤也是如此，通过药物或治疗的方法，能够使肿瘤长期稳定在一种状态，使肿瘤不发展、不转移，达到与身体保持平衡的状态，实现长期的带瘤生存。介入治疗只能使大概不到20%的患者保持肿瘤细胞完全坏死的状态，绝大多数的患者通过治疗，只是达到稳定状态，而不是根治，配合药物的同时反复做介入治疗，一旦发现存活的肿瘤就要再次给患者做介入治疗。如果患者在某一段时间内，通过影像学评估发现，肿瘤不活动了，就可以暂时休息，等到肿瘤活动再生长时，再做同样的治疗。

介入治疗主要是针对中晚期的肝癌患者，它是通过把肿瘤周围的供血血管堵塞，让肿瘤不再生长甚至坏死的方法进行治疗。这种方法虽然不能从根本上切除肿瘤，但是能让患者达到和肿瘤长期共存的目的，从而延长患者的生命。

* 肝癌的检查

甲胎蛋白是针对肝癌的特异性的肿瘤标记物，肝癌患者中大概有60%的患者甲胎蛋白会升高。感染了乙型肝炎、丙型肝炎的人，或者经常饮酒的人，以及肥胖的人都属于肝癌的高危人群。高危人群需要加查腹部超声，并且每年严密随访。同时每年查一次肝功能，如果肝功能发生异常，要针对相应情况进行治疗。

* 结肠癌病程较缓

2012年的冬天，22岁的小李在陪母亲做手术的时候，被检查出患上了结肠癌，这让他很难接受。母亲是一个结肠癌的老患者了，已经做了四次结肠息肉手术。医生说他也是结肠癌的高危人群，让他也做一次检查，这一检查，果然查出了他体内的肿瘤，难道说这肿瘤也遗传吗？

专家提示

结直肠癌如果肿瘤小则一般不会引起症状。结直肠癌最典型的症状，如大便习惯的改变或是大便性状的改变，都可能提示结直肠出现了肿瘤，要引起注意，及时到医院进行检查和治疗。多发性息肉是肿瘤容易癌变的情况，常常存在家族史。直系亲属，如父母如果患有结直肠癌，子女患结直肠癌的机会比别人高4～6倍，因此如果父母有过结直肠癌的病史，子女就一定要非常重视，偏重检查结直肠癌。但是结直肠癌的发生和发展有相当长的过程，从不典型增生到癌变需要4～6年甚至是8年。做一次结肠镜如果没有发现问题，可以3年不用再做。

* 结肠癌的病因和筛查

结肠息肉发病原因中膳食因素占了很大比例，吃东西吃得过细，缺少粗纤维，排便不畅，长时间有粪便滞遗传因素、结肠息肉以及饮食过于精细，都是导致结直肠癌发生的因素，我们可以通过连续三次的便潜血检查和结肠镜检查来了解肠道情况，对于接受不了结直肠镜检查的患者还可以采用螺CT仿真内窥镜的方法查看肠道内的情况。

留在结肠里就容易导致结肠息肉。如果家族史中有慢性结肠炎，也会增加发生结直肠癌机会。

肠癌筛查中最主要的方法是便潜血的检查，如果便潜血连续三次显示阳性，建议做结肠镜。很多人难以耐受做结肠镜的过程，患者可以选择螺CT仿真内窥镜，在CT扫描的状态下做结直肠重建，其原理和内窥镜一样，也能看清肠道内的病变。

第三十一章

谨防癌从口入

讲解人：李槐
中国医学科学院肿瘤医院防癌体检中心主任、影像诊断科副主任、主任医师

* 导致胃癌的因素有哪些？
* 如何才能切断幽门螺杆菌的传播途径？
* 如何评价自己的身材是否标准？

胃癌在早期不易发现，各种导致胃癌的因素中，不良的生活习惯是主要原因。究竟哪些习惯与胃癌有关？我们又该如何预防胃癌？中国医学科学院肿瘤医院防癌体检中心主任、影像诊断科副主任、主任医师李槐为您解答。

* 胃癌的致病因素

前段时间一位年仅24岁的女大学生，长期饮食习惯和生活作息方式不规律，在考试前的一个月内连续吃方便面，平日里虽然有胃疼的症状，但是并未引起重视。当女大学生终于来到医院检查时，被医生确诊为胃癌晚期。

专家提示

不良的生活习惯可能是胃癌发生的主要因素，但胃癌和胃炎有相同的症状，如消化不良或者腹部发胀，这些症状常常不被重视，容易被忽略，很多患者认为在家吃点胃药就可以起到治疗的作用。但长时间的胃部不适，

若症状持续了2～3个月，就一定要到医院进行正规检查。

造成胃癌的因素虽然包括肥胖和不良的生活习惯，但最重要的还是幽门螺杆菌感染，它可以造成慢性萎缩性胃炎，慢性萎缩性胃炎是胃癌的癌前病变。幽门螺杆菌是可以传染的，不分餐的饮食习惯导致它在中国感染率很高。所以在饮食上，要注意饮食健康和卫生，尽量分餐避免幽门螺杆菌的传染。用碳-13、碳-14标记呼出气体的方法检查幽门螺杆菌是非常准确的。只要胃里存在幽门螺杆菌，它就会分泌一种物质，分解碳-13、碳-14分泌的尿素，呼气以后互相之间发生反应。当有了反应后，服用药物并再次呼气进行检测，将第二次呼出来的气体在仪器上与之前的进行对比，就能够测出有没有幽门螺杆菌的感染。幽门螺杆菌与很多疾病都有非常直接的关系，包括胃溃疡、胃癌、胃炎、淋巴瘤等。幽门螺杆菌的存在可能让胃癌、胃溃疡的发生风险大大提高。但是如果及早地进行治疗，就能把链条切断，减少胃癌的发生概率。只要是幽门螺杆菌感染阳性的人群，通过正规配套的药物进行治疗，两周左右基本上可以治愈。此外，要注意的是，幽门螺杆菌反复感染、治疗可能造成耐药，降低药效。

在生活当中提倡分餐制可以有效预防幽门螺杆菌的传染，同时，有胃癌家族史、大量食用腌制食品和剩菜剩饭都有导致胃癌的可能，建议高危人群要定期做胃部检查。

胃癌有遗传因素。吃亚硝酸盐含量高或者烟熏的食物，都是导致胃癌发病的高危因素。食物如果搁置一段时间，不进行妥当的保存，就可能腐败，产生亚硝酸盐，虽然现在有了冰箱等保鲜措施，但并不等于不产生亚硝酸盐，剩菜剩饭放置时间长建议不要食用。

* 健康的饮食对预防癌症至关重要

健康饮食，预防幽门螺杆菌的感染，就可以有效预防胃癌的发生。新鲜的蔬菜、水果是非常好的食物，在防止其他癌症方面，蔬菜、水果也是很重要的。值得注意的是，多喝醋是没有任何作用的，因为醋呈弱酸性，但是幽门螺杆菌在胃的强酸环境下都能生存，何况仅仅是在醋中。肉是可以吃的，从人体健康来说，不太提倡多吃红肉，红肉不仅跟肿瘤发生有很大相关性，同时它跟高血压、糖尿病以及其他很多慢性疾病都有密切的关系。现在提倡的是多吃白肉，少吃红肉，但是并不是完全不能吃，要逐步地减少红肉的摄入量，让饮食均衡起来。高糖饮食，不利于体重的减轻，同时还与糖尿病、高血压和肿瘤的发生都有一些关系，因此，不建议长时间的高糖饮食。

谷物、水果、蔬菜的均衡摄入对于身体健康有重要的作用。坚持锻炼身体，少吃红肉，每周吃鱼，以及减少高糖饮食，这些都可以增强身体的免疫力，避免癌症的侵袭。

* 预防癌症要保持正常的体重

随着生活条件越来越好，肥胖人群也越来越多，数据显示，中国人当中，成人超重率超过 33%，肥胖率已达 5.1%，全国肥胖人数已经超过 7000 万。美国癌症学会对 75 万人的大样本进行 12 年的随访观察，结果显示肥胖者发生某些癌症的危险因素明显增加，肥胖的女性发生子宫内膜癌、宫颈癌、卵巢癌及乳腺癌的危险性升高，而男性肥胖者结肠癌、前列腺癌的发生率增加。

体重（千克）除以身高（米）的平方就是体重指数，男性、女性各有一个指标，超过该指标就属于超重，太低则属于营养不良，同样会产生很多问题。男性正常范围是 20 ～ 23，女性正常范围是 19 ～ 22。低于 18.5 为营养不良，超过 25 为超重。

预防肥胖一方面要注意饮食，另一方面要积极锻炼身体，要做到管住嘴、迈开腿。运动要因人而异，一定我们可以根据身体质量（BMI）指数来衡量自己的身材，运动是保持身材苗条的重要方式，但是要寻找到适合自己的运动方式，并且坚持下去，才能达到保证身体健康的效果。

要找适合自身的运动方式，同时要长期坚持。比如游泳很好，但是能够游泳的游泳池离家远，不利于长期坚持。而快走是不需要资源的，家门口或者小区公园都可以走，不建议大家在早晨出门进行快走锻炼，等到天气晴朗时，出去走一走，每天保持 60 分钟左右的锻炼时间。锻炼同样需要因人而异，年轻人和老年人运动方式不一样，年轻人可以进行剧烈一点的运动，比如跑步以及各种球类运动，但不建议老年人做激烈的运动，快走到微微出汗即可。

* 预防癌症还要保持良好的心态

随着社会的进步，人们的生活工作压力都很大，正确地调整心态，保持愉快的心情，是可以让身体免疫力提高，从而预防癌症发生的。有报道说 1/3 的癌症是可以预防的，1/3 的癌症是可以治愈的，1/3 的癌症是可以延长生命的。所以癌症不可怕，重要的是科学地对待癌症。

第三十二章

走出女性死亡“腺”

讲解人：孙强
中国医学科学院北京协和医院乳腺外科主任、主任医师

* 乳腺癌前期有什么临床表现？
* 什么样的女性乳腺癌高发？
* 患上乳腺癌就一定要进行切除吗？

一次随意的检查，竟然发现严重问题。雌激素、肥胖、未育都与它密切相关，如何早期发现乳腺癌的信号？保乳手术适合什么样的人？中国医学科学院北京协和医院乳腺外科主任、主任医师孙强为您一一解答。

* 乳腺癌最主要的临床表现是无痛性的肿块

家住在北京市朝阳区的王女士，43岁，在一家体检康复中心工作。2010年单位新引进了一台红外线扫描仪，用来进行乳腺肿瘤的筛查，王女士和同事们便轮流检查。王女士本来只是好奇，检查了一下，结果却真的查出了问题。当王女士看到检查结果后，大脑一片空白：难道自己患上了乳腺癌？因为没有任何症状，她甚至怀疑可能是机器出了问题，这种事情怎么会发生在自己身上呢？王女士想验证一下这个检查结果，但愿只是一场虚惊。来到协和医院乳腺中心检查后，当时就基本可以诊断，王女士患上了乳腺癌。

乳腺癌最主要的临床表现是无痛性肿块。可以通过触诊初步判断乳腺肿瘤是否为恶性，恶性乳腺肿瘤表现为质地较硬、边界不规则，有时会和皮肤黏连。

专家提示

乳腺癌最主要的临床表现是无痛性肿块。对于一个专业从事乳腺癌诊断和治疗的医生来说，80% ~ 90% 的肿块，通过临床检查之后，就能够判断出它是否为良性。良性与恶性的肿块摸起来的感觉是不一样的。恶性肿块的主要特点是比较硬，边界不规则、不活动，有时候跟皮肤还有一点黏连。而良性的肿块质地相对较软，表面比较光滑，是活动的。乳腺增生的肿块与良性或恶性肿瘤的肿块不同，增生是正常乳腺组织的增厚，它随着月经周期的变化时大时小，月经前还有胀痛感，周期性发作。

* 乳腺癌易复发和转移

当病理结果出来后，王女士左侧乳房的肿瘤已经浸润到淋巴结，必须进行乳腺切除及淋巴结的清扫。手术进行了2小时，术后王女士又进行了一段时间的巩固治疗，身体很快便恢复了，此时她才如释重负，准备出院回家。不过医生却告诉她不要疏忽大意，还要警惕肿瘤的复发和转移。这让王女士已经释然的心又悬了起来。

乳腺癌在女性恶性肿瘤里面发病率和死亡率都是第一位的，根据癌变性质，分为浸润型和非浸润型。乳腺切除术后仍有 10% 左右的患者会出现局部复发或者远处转移，且对侧乳房再发生乳腺癌的可能性较高。

专家提示

在女性的恶性肿瘤里，乳腺癌的发病率和死亡率都是排在第一位的，而且增长迅速，我国乳腺癌的发病增长速度比全球的平均速度要高一倍。据统计，我国每年乳腺癌发病 17.5 万人，死亡 4.5 万人。

乳腺癌根据癌变性质，分为浸润型和非浸润型两种。如果是浸润型的乳腺癌，癌组织有可能会扩散到其他部位，相较于非浸润型的更为严重。而王女士已经有淋巴结转移，属于浸润型乳腺癌，目前进行的是以手术为主的综合治疗。手术后有一部分患者可能通过手术就彻底治愈了，也有10%左右的患者会出现局部复发或者向远处转移，并且对侧乳房再发生乳腺癌的机会要比普通人高。

* 保乳治疗有条件

很多人认为患了乳腺癌，就一定要切除乳房，而且会复发，所以宁愿放弃正规的治疗。事实上，大部分的患者通过治疗是可以痊愈的，而且很大一部分患者是可以保住乳房的。一般越早发现的患者保住乳房的机会越大。保乳手术需要满足几个条件：一是肿块不能过大，也就是发现得越早越好；二是看单发还是多发，肿瘤越少越好；三是看是不是与乳头靠得很近。被切除的部分可以从背后、腹部取组织填充。

* 乳腺癌的发病因素

家族遗传是乳腺癌最常见的发病因素，乳腺癌患者的直系亲属发生乳腺癌的机会比没有乳腺癌家族史的女性要高4倍。大概有20%的乳腺癌与遗传相关。目前有一种针对乳腺癌1号基因和乳腺癌2号基因的检测，如果确实存在这两个基因，50岁前患乳腺癌的概率会达到59%。

* 未育、晚育者易患乳腺癌

有研究表明，没有生育过的女性更容易患乳腺癌，并且30岁以后，生育越晚的女性患乳腺癌的风险越高。母乳喂养也是影响乳腺癌发病的重要因素，母乳喂养可以促进乳房内组织循环，不进行母乳喂养的女性要比进行母乳喂养的女性患乳腺癌的风险更高。母乳喂养可以把乳房组织导管壁上的刺激物冲洗一遍，所以母乳喂养的女性比不进行母乳喂养的女性患乳腺癌的风险小。

* 乳腺癌的发生跟体内激素水平相关

乳腺癌的高发人群，一是体内存在乳腺癌1号基因和乳腺癌2号基因的人群；二是未育、晚育的女性；三是体内雌激素水平比较高的女性。

乳腺癌的发生是跟体内的激素水平相关的，月经初潮小于12岁、绝经期大于55岁的女性患乳腺癌的概率会增高。月经来潮后，卵巢功能旺盛，此时雌激素分泌也旺盛，绝经以后，卵巢功能下降，雌激素分泌就会下降。在有月经的这一段时间里，体内的雌激素一直存在，这段时间越长，患乳腺癌的概率越高。所以月经早来和晚走，都增加了雌激素在体内的时间，是导致乳腺癌发生的原因。对于大于55岁的闭经女性患乳腺癌的机会，每延长一年会增加3%左右。

* 发现乳腺癌　自查很重要

乳腺癌的自我检查分为两步，一是看，二是摸。首先观察乳房是否对称，乳头是否有溢液，破溃，乳房有没有凹陷或橘皮样的外表。其次是摸，用三个手指的指腹沿顺时针排查。如果发现有肿块，并且很硬，最好到医院进行确诊，及早发现，及早治疗。

第三十三章

“肠”来“肠”往

讲解人：邱辉忠

中国医学科学院北京协和医院基本外科主任医师

邱辉忠，2013年4月22日节目播出时任中国医学科学院北京协和医院基本外科主任。

* 直肠癌有什么典型症状？
* 治疗直肠癌有什么方法？
* 导致直肠癌的原因有哪些？

2012年，北京市共报告结直肠癌新发病例4565例，其中，直肠癌所占比例远高于结肠癌。怎样及早发现直肠癌的蛛丝马迹？治疗方面又有哪些新的方法？中国医学科学院北京协和医院基本外科主任医师邱辉忠为您讲解。

* 直肠癌发病率上升迅速不容忽视

2009年5月，怀孕四五个月的施女士，在上厕所时发现大便有排不干净的感觉，她以为这是孕期正常的反应，所以也就没有在意。2010年1月可爱的宝贝降临了，但是施女士大便排不干净的感觉却并没改善，反而还新增加了一个问题，出现了果酱样的改变，于是她到家附近的医院检查。肠镜做完医生告诉她，结果可能不太好，很可能患上了直肠癌。建议她当天就住院，赶紧进行手术。

专家提示

20世纪七八十年代，大家对直肠癌还比较陌生。到21世纪以后，特别是最近十年，结直肠癌在我们国家发现阶段肠癌的发病率大概有70%发生在直肠，30%出现在结肠，而饮食结构的改变，是我国直肠癌高发的重要因素。针对直肠癌年轻化趋势，医生认为要综合考虑，比如家里是不是有肿瘤病史，是否习惯高脂肪、高蛋白饮食，有没有吸烟、饮酒这些不良的生活习惯。

病趋势增快。因为肠癌的发病与食物结构有一定的关系，所以大肠癌在西方发达国家，尤其是北美地区的发病率相当高。高脂肪、高蛋白饮食是诱发大肠癌发病的一个因素。在我们国家，直肠癌有几个特点：第一，直肠癌在大肠癌中占的比例比较高，在国外30%是直肠癌，70%是结肠癌，在我们国家正好相反，我们国家60% ~ 70%都是直肠癌，30% ~ 40%是结肠癌。第二，我国直肠癌大多发生在中下段。第三，发病年轻化，西方七八十岁的老人发病较多，我国以五六十岁人群居多。

如果是年轻人患直肠癌，要具体分析，比如家族当中有没有肿瘤的病史，有没有长期不良的饮食习惯，有没有吸烟、饮酒等不良的生活习惯。

* 直肠癌的典型症状

施女士的结肠镜检查结果发现，在距离肛门5厘米起，可以看见一处不规则的肿物，长度已经达到5厘米，宽度占据了大肠腔大概3/4的位置，所幸的是目前还没有发现向远处转移的迹象。但是如果继续放任不管，不但直肠癌局部生长最终会堵塞肠腔导致肠梗阻，还可能会出现远处转移，失去手术机会。随着肿瘤不断长大，施女士的症状开始出现，并且越来越严重。

直肠癌的三大类症状，分别是直肠刺激症状、肠腔狭窄症状和肿瘤破溃感染症状。如果不进行治疗，会持续很长时间，且会越来越重。

专家提示

直肠癌在临床上有一个比较典型的症状，叫直肠刺激症状：第一，排便次数增加，原来一天一次，现在变成一天几次。第二，伴有里急后重、下坠的感觉。第三，排泄物中有血、黏液，医学上称为黏液血便。直肠癌大多伴有一种或两种症状，专业人士很容易辨别。痔疮的便血、吃坏肚子导致的腹泻都是几天就能好的，而直肠癌若不治疗，一个月、两个月、半年，甚至更长时间，症状会持续不变，而且越来越重。

* 新辅助治疗是直肠癌的首选治疗方法

所谓新辅助治疗，就是在手术切除病灶前，先进行局部的放化疗，使肿瘤细胞得到很好的控制，肿瘤的范围缩小，甚至完全杀灭肿瘤，减少以后局部复发的可能性。新辅助治疗的优势是降低局部复发的概率，某种程度上可以满足患者希望切除肿瘤保留局部功能的愿望，并且避免原先手术以后再放化疗带来的副作用。新辅助治疗用于治疗中下段直肠癌的中晚期患者，早期患者不需要采用此种做法。如果出现有些肿瘤太大，侵犯了直肠周围膀胱、前列腺或女性宫颈的情况，或者发现肿瘤分化程度低、恶性程度高的情况，都可以让患者接受新辅助治疗。新辅助治疗有效率是 60% ～ 70%。

治疗直肠癌的首选方法是新辅助治疗，即在手术切除病灶前，先进行局部的放化疗，以控制肿瘤细胞，可以降低局部复发的概率，其有效率为 60% ~ 70%。

* 新辅助治疗结束建议做手术

施女士手术前，按照医生制订的计划，先进行了放化疗，经过 25 次放疗和 2 个周期的化疗后，便血的情况消失了，大便也比以前顺畅了。在做完新辅助治疗 1 个月后再次进行肠镜检查的时候，原先隆起的肿物已经奇迹般的看不见了，达到这么好的效果还有必要做手术吗？

专家提示

新辅助治疗结束以后，医生会考虑进行再一次评估，看看肿瘤细胞对放化疗后的效果。在临床上评估分几种情况：一种是 CR，即临床上完全缓解，另两种是临床不缓解或降期。对临床上完全缓解的患者，还是建议患者做手术，因为所谓的临床上完全缓解不等于病理上完全缓解，通过指检、肠镜看不见肿块，但隐蔽的地方还有癌细胞，这种情况还是建议患者做手术。

* 手术之后需做化疗　首次手术很关键

理论上，新辅助治疗毕竟是局部的治疗，而不是彻底的治疗，肿瘤细胞还是有远处转移的可能性。还是建议患者做术后辅助治疗——化疗，一般为期半年左右，结束后还要密切随诊五年，如果五年内很健康的话，这种病复发概率就很低了。

直肠解剖比较特别，它位于人体最深的盆腔深处，该处空间狭小，对外科医生来说做这样的手术很有挑战性。假如第一次手术很成功，意味着患者将来康复概率高。第一次手术失败，意味着第二次手术成功概率不是很高。

* 如何检查出直肠癌

早期发现直肠癌的五个检查：便潜血、肿瘤标记物、直肠指诊、内镜检查、影像学检查。

早期发现直肠癌的五个检查：第一是大便潜血检查。第二是肿瘤标记物检查。第三是直肠指诊，体检中很多人会不好意思做这项检查，但是，您的拒绝很可能意味着放弃了最早发现直肠癌的机会。第四是内镜检查。第五是影像学检查。对一般人群来说，通常做大便潜血、直肠指检、肿瘤标记物这三项检查即可，假如这三项检查任何一个有异常，可以进一步做肠镜、CT、直肠超声来弥补，以甄别是不是患有肿瘤。

我们国家直肠癌的特点是中下段比较多，所以在我国 70% 的直肠癌，完全可以通过简单的指检发现，不一定通过肠镜等一些昂贵复杂的检查手段，因此呼吁大家体检时不要放弃直肠指检这个检查。

第三十四章

肚子疼背后的危机

讲解人：邱辉忠
中国医学科学院北京协和医院基本外科主任医师

邱辉忠，2012 年 11 月 15 日节目播出时任中国医学科学院北京协和医院基本外科主任。

* 哪些常见的疾病会导致肚子疼？
* 结肠癌跟哪些因素有关？
* 预防结肠癌应该怎么做？

仅仅是肚子疼，为何就诊过程会如此的一波三折？哪种简单的检查，可以及早发现疾病的信号？究竟是什么因素在干扰医生的判断？中国医学科学院北京协和医院基本外科主任医师邱辉忠带您一起找寻肚子痛背后的真相。

* 阑尾炎的疼痛有其明确的特点

肚子疼在临床上很常见，从许多疾病当中都可以反映出来，无论是内科、外科，还是妇科或者儿科的疾病，都可以引起肚子疼。

阑尾炎的疼痛与一般的腹痛不同，一般来说，开始的时候，中上腹部或者脐周出现比较模糊的疼痛。经过几个小时以后，疼痛慢慢地会转移到右下腹，在医学上把它称为转移性的右下腹疼痛，这是阑尾炎比较典型的一种临床表现。

* 肠梗阻背后有隐情

2012 年 3 月的一天，苏先生上班的时候觉得肚子一阵一阵地痛。这种疼痛围绕在肚脐周围，起初他想忍忍算了，但是到第三天苏先生实在忍不住了，于是到离家最近的医院去看急诊，医生诊断他患上了阑尾炎，给他做了相关的手术。本以为这样就好了，谁知一周之后，手术刀口位置拆完了线，肚子还是痛。

专家提示

患者并不是简单的阑尾炎，而是患上了肠梗阻。当肠腔由于各种各样的原因造成梗阻以后，肠腔不通，肠子要使劲地蠕动来克服这种梗阻，强烈地蠕动甚至产生痉挛，患者就会感到剧烈的肚子疼痛。所以，一般来说，肠梗阻的临床表现有肚子胀、不排便、不排气以及阵发性的绞痛等。

* 肠梗阻的常见类型

苏先生从江苏老家来到北京的一所医院，医生了解了他之前的治疗经过，让苏先生做CT检查。拿到CT片后，医生告诉他是肠梗阻，建议他按照肠梗阻进行相关的治疗。这次苏先生会听医生的话，按部就班地治疗，解除自己腹部的疼痛吗?

专家提示

肠梗阻有完全性肠梗阻和非完全性肠梗阻之分，苏先生的肠梗阻很可能不是完全性肠梗阻，他的肠腔是通的，在肠道部分位置有症状。肠梗阻有很多常见类型，第一，黏连性肠梗阻，即腹腔经过手术以后，产生黏连。第二，肿瘤引起的肠梗阻，肠腔由于肿瘤生长以后，越来越窄，到最后可能会完全堵死，造成肠梗阻，是内生性的肿瘤。还有外生性的肿瘤，是生长过程当中把肠道压扁了，引起肠腔堵塞，造成肠梗阻。第三，肠套叠，即肠子和肠子套叠在一起而引起的肠梗阻，在儿童中比较常见。

* 结肠癌的临床表现

引起苏先生肠梗阻的原因究竟是什么？医生通过肠镜，在苏先生升结肠位置发现了一个肿物，最终被确定为癌，那么结肠癌的表现仅仅是肚子痛吗？

结肠癌会有一些临床表现：第一，排便习惯和排便形状的改变，这是在结肠癌中很常见的；第二，发现腹部有包块；第三，出现腹部疼痛、贫血、腹膜炎、腹水以及黄疸等。在临床上，医生也碰到过好几例患者，因为贫血在各大医院进行好多次检查，一直没有查出原因来，最后做结肠镜，诊断是结肠癌。

结肠癌的临床表现有很多：第一常见症状有排便习惯和排便形状的改变；第二就是腹部有包块；第三可以发现腹部疼痛、肠梗阻、贫血、腹膜炎、腹水、黄疸等。

在其他的消化道肿瘤当中，像胃癌、胰腺癌、肝癌等，贫血不是很明确，唯独结肠癌，都是肿块型的肿瘤。当这个肿瘤生长太快的时候，由于血供给不上，就会发生溃烂，表面会开始不断地往外渗血。

* 阑尾炎与结肠癌之间的关系

结肠癌和阑尾炎之间有一定的关系，在右侧结肠癌中，有 10% ～ 15% 的患者，首发症状会表现出急性阑尾炎的临床症状。阑尾位于盲肠最末端，是一个长 8 ～ 9 厘米的管状器官，它的一端通向盲肠，另一端是盲端。阑尾的管腔直径 2 ～ 3 毫米。管腔里不断地分泌黏液，这些黏液通过管腔进入盲肠。当结肠癌，尤其是盲肠癌生长过程中，或者别的原因造成阑尾腔被堵塞的时候，可能诱发急性阑尾炎。

* 结肠癌与哪些因素有关

结肠癌的发生首先与环境因素有关，根据有关文献的报道，移居到美国的日本后裔和华裔，他们之后的第一代和第二代移民大肠癌的发病率慢慢地可以与美国人一样，明显高于本民族的人 4 ~ 7 倍，这也能够说明环境因素在导致结肠癌发生的过程中占据了一个很明显的地位。其次，高脂肪、高蛋白、低纤维的饮食，可以造成肠道当中厌氧菌的大量繁殖，再有一些饮食导致肠腔内包括亚硝胺在内的一些致癌物质大量增加，也可以诱发结肠癌。

高蛋白和高脂肪饮食，为什么会诱发大肠癌呢？高脂肪、高蛋白饮食会刺激人体产生大量的胆汁，胆汁酸的分泌会促进肠道内厌氧菌的大量繁殖。厌氧菌在繁殖过程当中可以分泌一种酶，叫 β-葡萄糖苷酶，还有 α-脱羟基酶，这两种酶大量生成后，会作用于肠道内的胆汁酸和胆固醇，从而导致大量的脱氧胆酸以及非饱和物质产生。这些都是致癌物质，它们在肠道内刺激肠黏膜，最终会导致大肠癌。

* 结肠癌的手术方式及后续治疗

治疗结肠癌的手术方式有两种，一种是腹腔镜，另一种是开腹手术。苏先生住进医院基本外科之后，进一步完善检查，并且排除了远处转移的病灶。2012 年 4 月 16 日，苏先生在全麻的状态下进行了开腹右半结肠切除术，手术完整切除了部分末端回肠、盲肠、升结肠以及横结肠的右侧，同时切除引流区域的淋巴组织。最后将回肠和横结肠进行吻合。苏先生的结肠癌手术完美地结束了，那么后续他还需要治疗吗？

专家提示

把苏先生切下来的标本进行病理切片检查，可以获得很多信息。第一可以知道肿瘤的类型是低分化的，还是中分化或者高分化的腺癌。第二可以看出肿瘤侵犯的深度，从肠黏膜开始往外可以分成好几层，越是往外就越是侵犯到肌层，甚至浸透浆膜层，此时分期就比较晚了。把标本当中所有的淋巴结，一枚一枚摘出来，都要做病理切片，看看淋巴结当中有多少是转移的。苏先生的淋巴结一共找到了29枚，其中12枚淋巴结都有转移。结肠癌，尤其三期的患者，在医院要做定期的检查，时段一般为期5年。在手术以后，头两年要求每隔3个月复查一次，2～5年要求每隔半年来查一次。通过5年的追随和随访以后假如很健康，就可以认为病情比较稳定了，复发的可能性很小，结肠癌相对于胃癌、肝癌、胰腺癌等来说，预后比较好。存活率与分期有关，如一期、二期的患者，5年的存活率可以达到80%～90%。但是三期的结肠癌，5年存活率偏低一些，只有40%～50%，四期就更低。所以5年的存活率，主要根据临床分期来决定。

* 预防结肠癌怎么做

生活规律对人的健康很重要，对于预防各种疾病都是有好处的。结肠癌到目前为止病因不是十分清楚，只能说从发现的一些容易引起结肠癌的病因入手，进行预防，比如饮食方面，多吃蔬菜、少吃红肉，是有一定的预防作用的。

预防结肠癌，要多吃蔬菜，少吃红肉，检查大便，通常三次潜血是阳性的，建议做结肠镜检查。

假如大便检查结果两、三次都是正常，尤其潜血这一项是正常的，一些复杂的检查可以暂时不做。但是假如经过两、三次检查，每次检查大便潜血都是阳性，则需赶紧做结肠镜检查。

第三十五章

阴影下的危机

讲解人：陈克能
北京大学肿瘤医院胸外一科主任、主任医师

* 影像检查结果能否作为诊断癌症的标准?
* 早期肺癌患者及时治疗能否长期生存?
* 哪些因素会引发肺癌?

很多人到医院去体检，医生都会要求拍胸部X线片，胸部X线片的影像结果可以反映出隐藏在身体里的杀手。北京大学肿瘤医院胸外一科主任、主任医师陈克能，告诉您日常生活中注意哪些细节，能保护自己的肺。

*X线摄影结果不能作为诊断肺癌的标准

2010年4月中旬，74岁的沈先生拿着一张装有X线摄影结果的袋子来到了医院，两天前体检时拍摄的X线摄影结果显示他的肺部出现了阴影，怀疑有其他病变的发生。这把沈先生的家人吓了一跳，催促他第二天到医院检查。那么沈先生这拍出的阴影到底意味着什么呢?

专家提示

胸部X线片是影像学检查，有很多疾病的影像是相似的，甚至是相同的。比如炎症和癌症在影像学上就非常相似，所以影像学实际上不能够作为诊断癌症的金标准。

* 确诊肺癌的方法

最常用、最简单的肺癌定性手段，就是查痰的脱落细胞。因为人体所有的细胞都有新陈代谢，包括皮肤有脱落细胞，血液也会衰老，也会进行更新，同样，痰液里也会有呼吸道的上皮脱落。不但有正常的脱落细胞，而且癌细胞也会脱落下来。一般 50% 以上有经验的细胞学医生，通过痰液的脱落细胞，就能看出来是不是肺癌。

另外，检查肺部的情况也要分部位，靠中间部位的肺，可以直接用内窥镜看到支气管管腔里有没有病变，如果有病变，可以取一块组织出来化验，非常简单，不会造成患者太大的痛苦。

确定是否为癌症，如果有了组织学的诊断或者细胞学的诊断，一般来说就可以确诊了。

* 肺癌的特点

医生建议沈先生去做 PET-CT 检查，拿到了检查单子以后，沈先生再次来到了医生的诊室，把片子交给了医生。在仔细观察片子以后，医生告诉沈先生，他之前的阴影部分可以确定是一个小于 2 厘米的肿瘤，而且肿瘤的形状比较不规则，再加上沈先生的年龄也超过 70 岁，很有可能是一个恶性肿瘤，建议先手术切除肿瘤，再做病理切片检验。

专家提示

一般肺部炎症的特点是来得快，例如原来有一系列肺部影像检查，放在一起看会发现，突然某一次检查的片子中，肺部有一个阴影，这通常是急性炎症。有了炎症，机体在炎症部位的水多了，就会渗出来，称为渗出性炎症。

如果炎症从去年就有，而且相对稳定，到今年一点变化都没有，很可能是良性的。癌症有一个逐渐发展的过程，不像炎症那样来得快、去得快，也不像良性的病变一直稳定不动，它是介乎于两者之间的。

* 肺癌的检查手段

肺癌有一些不痛苦的检查手段，如 PET-CT 检查，它是以影像学、糖代谢为基础的检查。因为恶性组织的“饭量大”，吸收糖比较多，而良性的组织“饭量小”，对糖的吸收率低。于是，就可以把糖标记起来，注射以后，根据糖摄取量的多少，来判定这个组织是良性的还是恶性的。沈先生的 PET-CT 是阳性，即怀疑是癌症。另外，PET-CT 还有一点好处，是除了能看到这个地方有没有问题，还能看到其他地方有没有问题，它是全身的扫描。所以 PET-CT 对外科手术的关键性作用是告诉医生，癌症是局限在肺这一块，还是出现了其他部位的转移，如果转移，做手术就不起作用了，因为术后其他地方的癌细胞很快又会长出来。

介入性的检查有伤害，比如要穿刺，如果已经是把握性比较大的病变，医生通常就不去再做伤害性的检查了，直接进入治疗阶段。

* 胸腔镜肺癌切除手术

医生告诉沈先生，他打算采取一种叫作胸腔镜肺癌切除术的方法，切除他体内的肿瘤。这是一种微创手术，只需要在胸壁开一个 1 厘米的观察孔和两个分别为 1.5 厘米、3.5 厘米的操作孔即可完成手术。而且最可喜的是，手术后 2 天内，沈先生就可以安全地离开医院了。

专家提示

胸腔镜就是把摄像头放进肺部，把所有的图像传输到监视器上进行手术，医生看着监视屏幕，手拿两个非常纤细的器械，在两个小孔中进行操作。这种手术对医生的要求非常高，但这种方法能大大降低手术对患者身体的伤害。

理论上所有的肺癌患者都可以采取这种微创的手术，但是有一部分患者是不行的，比如患者的肺门黏连很厉害，肿瘤正好长在血管上，与肺门的主要结构黏得很紧，或者病变很晚，不是早期，都不能进行胸腔镜手术。

肺癌的检查可以通过痛苦较小的 PET-CT，或者有一定伤害的介入性检查确诊。治疗肺癌可以采用胸腔镜肺癌切除术，这是一种恢复快的微创手术。早期肺癌治疗后，99% 的人都可以长期生存。

* 多种因素可引发肺癌

沈先生读小学的时候，他曾经患过一次感冒，感冒虽然好了，但是天天咳嗽，为此家里人可没少想办法，止咳的方法用了很多种，虽然没去医院看病，但是最后终于把这病给治好了，一家人也没在意。但在沈先生读中学以后的一次体检时，医生告诉他，他的肺部出现了钙化点，是小时候肺结核导致的。难道说，这些钙化点，就是沈先生日后患上肺癌的罪魁祸首吗？

专家提示

一般引起肺癌比较明确的病因是吸烟，吸烟跟小细胞性肺癌和鳞状细胞癌关系非常密切。如果戒烟后 15 年当中没有患肺癌，那么烟对肺的损害就基本上跟正常人差不多了，患肺癌的概率也差不多。除了这些因素以外，最直接的因素是肺部慢性炎症，最常见的是肺炎和肺结核，这些疾病即使好转，也会对肺部造成难以修复的损伤。而沈先生肺部的钙化点本身不会变成肺癌，钙化点是肺结核病后的一种转归，是肺结核治好了的表现。钙化点在肺结核的人身上不是转变，而是新老病灶并存，以多样的形式存在。这种多样的形式，给患者的肺上留下了一些瘢痕性的东西，而瘢痕发生肺癌的概率比正常在相同的遗传背景、相同的危害因素下要大 11 ~ 20 倍，所以肺结核病到一定程度一定要关注。但这是一个渐进的过程，一般都是二三十年以后。建议有肺结核病变的人，在合适的时候应该通过手术把瘢痕去掉。

除此之外，肺癌还有一些比较浅显的因素，比如空气污染、职业的因素，有些职业接触粉尘比较多，另外现代人快节奏生活造成的焦虑和抑郁，也会引起各个脏器的损害。全身性疾病也与肿瘤发生有关，比如沈先生有重度糖尿病，20 多年的糖尿病一直控制得不好，血糖始终处在比较高的水平，而糖尿病是对免疫系统、各个脏器的损害，糖尿病实际上与肿瘤，尤其是与肺癌有一定的关系。所以，保持健康的心态、轻松的生活，不要有过多的压力，避免一些有害的因素，控制好慢性病，就能预防肺癌的发生。

* 肺癌术后注意事项

2012 年 4 月，沈先生如期来到医院复查，刚刚做完 PET-CT，医生就告诉他，在他的右肺上也出现了肿块。第二天，他就拿着检查单，急匆匆地来到了医生的办公室，得到的结论是他的右肺的确也发生了肺癌。

专家提示

肺癌可以出现远处转移，如从肺一侧转移到对侧。因为身体受之于父母，来自一个细胞，如果有遗传易感性，应该是相同的遗传背景，同样受外界有害因素的影响。例如一口烟吸进去，不可能仅仅伤到左边的肺，而不伤到右边的肺。遗传背景是一样的，每个人肺的质量也是一样的，所以一旦有了肺癌以后，整个的肺会出现区域癌化，都有很高的危险性。因此，肺癌患者手术后要终生随访，第一要看有没有转移的问题，需不需要再治疗，第二要观察其他肺叶上会不会发生肺癌。

转移或复发，有些是很轻易就能够区别开的，有些是要通过现在的高科技手段才能区别开，而有些即便手段用尽也区别不开。但是沈先生的第二个肺癌，医生更倾向于是第二个原发癌，既不是转移，也不是复发，是又长了第二个原发癌。转移一般意义上是晚期癌症，既要化疗，又要放疗。原发癌是早期癌症，可以再按早期癌症的办法去治疗，按早期癌症治疗以后的方法去观察它。

肺癌的致病因素很多，抽烟、多种慢性肺病、环境以及职业原因都可能导致肺癌，肺癌术后可能会出现远处转移或复发，要终生随访。

第三十六章

跨越癌症生死线

讲解人：陈克能
北京大学肿瘤医院胸外一科主任、主任医师

* 癌症手术患者为何要终生复查？
* 癌症有哪些典型症状？
* 吸烟和癌症有何关系？

天气寒冷、空气干燥的时候很容易引发感冒发烧、喉咙干以及声音嘶哑等症状，这背后又会隐藏着什么危机？北京大学肿瘤医院胸外一科主任、主任医师陈克能，告诉您癌症来了该如何应对。

* 发现肺癌

2004 年 12 月，74 岁的冯先生胸口有些不舒服，经过胸部 CT 检查，被告知患有慢性肺炎，由于症状不明显，冯先生并没有把它当作一回事。一年以后，冯先生胸闷气喘的症状开始加重，并且浑身无力。吃了许多止咳平喘的药物，并没有什么效果。于是，在家人的陪同下，他再次来到医院进行检查。结果让一家人都感到非常震惊，冯先生居然患上了肺癌。

专家提示

冯先生的影像学检查发现肺部有糖块状阴影，周围有炎症，界线也不是很清楚，边缘有毛刺，是比较典型的肺癌影像学诊断。冯先生原来咳嗽、气短或者体重下降快，都是癌症的全身性表现。另外，2004年，冯先生曾检查出喉癌，现在被诊断为肺癌，两者之间也有必然的联系。

虽然喉癌和肺癌两种癌症是完全独立的，一种是发生在喉部的肿瘤，另一种是下呼吸道上皮的肿瘤，但是从发病的原因来讲是有联系的。因为每一个人都是从同一个细胞发育来的，各个器官所带的遗传背景是一样的。从这个过程来讲，有害物质通过这些器官侵入人体，这两种疾病的发生也是有联系的。

* 肺癌的治疗方法

2005年12月15日，冯先生被推进手术室接受了肺癌切除手术，手术非常成功。此后的每一年冯先生都去医院复查，而每一次的身体检查结果也都显示冯先生的身体在逐渐恢复。五年的时间很快就过去了，就在全家人终于为冯先生的健康松了一口气时，最新的体检结果却让这个家庭再次为阴云所笼罩——冯先生的食管与胃交界处出现了癌细胞。

专家提示

癌症患者手术后要终生复查。开始的1～2年每3个月要查一次；第2～5年每半年查一次；5年以后每1年查一次。冯先生2010年做检查，结果在食管与胃交界的位置（医学上叫贲门）又发现了癌细胞，这可以肯定不是转移，而是长了第三个原发肿瘤。

肿瘤的实体瘤治疗，无外乎外科手术、化学药物治疗或者放射性治疗。对于肺癌相对比较早期的病变，如果患者的身体状况能耐受手术，首选的治疗方法应该是手术治疗。

* 贲门癌的症状

消瘦、食欲不振是消化系统疾病的常见症状，也是贲门癌的典型症状，容易被误认为是肠胃功能不好而被人们忽视，耽误治疗。

冯先生刚开始感觉到食欲不振，而且身体消瘦，其实已经是贲门癌的一个信号了。消瘦、食欲不振都很容易被忽略，但是它是癌症特别典型的症状，它可以出现在早期，更可以出现在晚期。肿瘤虽然可以长在局部，但是它可以产生很多的因子和化学物质，甚至产生一些类激素样的东西，大家最熟悉的激素就是雌激素、雄激素、糖皮质激素，但是肿瘤可以产生各种各样的激素，可以影响到全身。所以肿瘤无论长在什么位置，无论多早，都是全身性的疾病。

* 对抗肿瘤要有良好的心态

正确的癌症观是战胜癌症不可或缺的因素。良好的心态，科学地面对，在癌症治疗中起到重要的作用。

2010 年 11 月 12 日，80 岁高龄的冯先生，再一次进了手术室，接受第三台癌症手术。儿女们心里都为父亲捏着一把冷汗，但乐观的冯先生最终战胜了癌症。

专家提示

“癌症都是愁死的”，这话说得虽然很朴素，但是道理是非常深的。治疗肿瘤、治愈肿瘤最大的因素之一是要有正确的认识和良好的心态，积极乐观地对待癌症。

* 癌症可以转移至其他器官

转移是指肿瘤细胞从原发部位侵入淋巴管、血管或通过其他途径被带到他处继续生长，形成与原发部位肿瘤相同类型的肿瘤。随着原发肿瘤的生长、增大，癌细胞可以直接浸润到周围邻近的器官，也可以侵袭病灶周围的组织进入淋巴管和血管，癌细胞聚集在淋巴管和血管内形成瘤栓，并随淋巴液、血液运行至其他部位。最后在远处器官的淋巴管或血管壁处停留，并穿出停留处的淋巴管和血管壁，侵袭周围组织，癌细胞在此增殖、生长，于是转移病灶形成。癌细胞一旦发生转移，就会疯狂地复制和生长，难以控制，直至夺走人的生命。

* 癌症的分类

冯先生做了病理学切片、病理学染色检查，最终化验可以肯定他的三个肿瘤是三个独立的癌症。

癌症分为原发、复发和转移，如果癌症几次发生都在同一个位置，做了手术又长出来，可能是局部复发。另外一种转移，是通过脉管、淋巴管、血管，到了其他地方又长出来。确定是不是转移，要把病灶取出来化验，与原来的原发肿瘤作对比。比如肺是一个血液交汇的地方，肠癌、骨肿瘤、肺癌都可以发生肺、肠的转移，尽管是肺上切下来的，但切片跟原来肠癌的形态一样，保持了基本的特点，像免疫组化，化验的结果都是一样的，就可以断定为转移。

像冯先生这样三个癌症同时出现在一人身上的比例，在医学上的统计数字并不是很多，但实际上在医生接诊的病例中却并不少见。大家普遍有一个误区，比如肺癌出现骨头上的问题，第一想到的不是原发性的骨肿瘤，而想到的是骨转移，或者患了结肠癌、乳腺癌后，在肺上又有一个小结节，马上想到的是转移。所以，一定要换个思维方式，也许是第一个肿瘤长好了，在第二个器官上又长出一个肿瘤，甄别是非常重要的。因为转移瘤的治疗与原发性肿瘤的治疗方法是截然不同的。冯先生在 8 年期间，经历了 3 种肿瘤，很清楚是原发性肿瘤，所以采取了相对局部的手术治疗。

* 预防癌症首先要戒烟

吸烟与癌症有直接关系，三分之一的癌症和吸烟有关。吸烟者应该从今天做起，尽早戒烟。戒烟时间越长，患癌症的概率就越小。

癌症发生的因素包括不良的饮食习惯，比如经常吃煎炸的食品，或者有一些其他的不良习惯，比如吸烟、酗酒、运动量少、肥胖等。

冯老先生是一个重度的吸烟者，虽然因为心脏、肺的毛病把烟戒了，但是对呼吸道黏膜、细胞的损害，会维持相当长的一段时间。戒烟时间越长，这种损害恢复就越好，患癌症的概率就越低。

* 癌症的危险因素

导致癌症的因素主要有以下六点：

第一，吸烟以及其他不良的生活习惯。

第二，不良的情绪。

第三，过食煎炸食品和其他不健康的食品。

第四，熬夜，压力大。对肿瘤患者，有时候会推荐去看心理医生，用一些镇静的药，改善患者睡眠，这是非常关键的。

气管炎、慢性支气管炎、哮喘、肺结核等是肺癌的高危人群，应该高度重视，及早治疗。

第五，慢性炎症、结核等与癌症相关的疾病。冯先生原来出现过阻塞性肺病，是一种慢性炎症。血管炎或者慢性支气管炎、哮喘、肺结核都是损害肺的过程，是肺癌的高发因素。

第六，遗传因素。肺癌的发生与遗传也是有一定关系的。

第三十七章

“肠”治才能久安

讲解人：顾晋
北京大学首钢医院院长、主任医师

顾晋，2012年11月5日节目播出，时任北京大学肿瘤医院结直肠肿瘤外科主任、主任医师。

* 直肠癌有哪些治疗方法?
* 导致直肠癌的因素有哪些?

一些人发现肿瘤是在不经意间，很多时候，周围的亲属、朋友查出癌症，在讲述患病症状时，会触动听者敏感的神经；自己的症状怎么会跟癌症如此相似？北京大学首钢医院院长、主任医师顾晋，告诉您应该如何分辨肠道上的危险信号，保护身体健康。

* 认识直肠癌

何先生今年39岁，最近一段时间，他总是感觉浑身没劲，时不时地还肚子疼，上厕所的次数也明显增加了。于是，他去医院做了检查。检查结果很快出来了，医生告诉他，他患上了直肠癌，而且肿瘤还很大，其中有一小段肠子，已经被肿瘤给包围了。

专家提示

直肠位于消化道的最后一段，从肛门往上15厘米即直肠，这15厘米以内的黏膜发生的恶性肿瘤就叫直肠癌。也正因为直肠癌距离肛门很近，因此医生通过肛门的指诊就能摸到。直肠癌临床分为上段、中段、下段。因为手术要进行切除，还要保留肛门的功能，所以越低位的直肠癌，治疗越困难，而医生能摸到的肿瘤，往往都是比较低位的。

* 如何选择直肠癌的治疗方案

虽说直肠癌听起来是个癌症，但是这种癌症的恶性程度并不高，有很大的治愈可能，所以不用太担心。直肠癌这种癌症，对放化疗比较敏感，所以医生一般建议患者先做放化疗，等肿瘤小一些，再做手术，扩大切除肿瘤周围的组织。这样对身体的伤害会更小，但是也有一个风险，就是在放化疗期间，肿瘤有可能发生转移。

一般术前的治疗，对于直肠癌来说，可以降低局部的复发率，减少患者的一些并发症，另外可以增加保肛的机会。而且术前治疗的副作用远远比术后低，所以国际上比较推荐的是做术前的放化疗。

术前放化疗是国际上推荐的直肠癌治疗方法，但即使放化疗后肿瘤消失，仍然要进行手术切除。

针对不同的患者，治疗癌症的药物能达到的效果也有个体差异。一般通过术前放疗的标准剂量进行治疗，肿瘤完全消失的情况能够达到 20% ～ 30%，有 60% 的患者肿瘤侵犯的程度都会有不同程度的减轻。从专业的角度来讲，完全缓解的患者虽然达到了 10%，但是病理上还能够找到癌细胞，所以对于这些所谓的完全缓解的患者，并不是不做手术，尽管是完全缓解，还是需要进行手术治疗。

* 积极配合医生对癌症治疗至关重要

2012 年 3 月 2 日，何先生被推进了手术室。这次手术不仅仅要切掉他肿瘤周围的部分，还要对这些组织进行病理检查，看看肿瘤有没有扩散的迹象。手术刚刚结束，何太太就见到了医生，医生告诉她，这次手术，肿瘤已经完全消失了，当时肿瘤的部位只剩下了一处溃疡。

专家提示

因为何先生对疾病的认识、理解比较好，所以态度非常积极，面对疾病心态平和、乐观，好心态对身体恢复是非常有好处的。另外，在治疗过程当中，因为年轻，体质恢复比较好，综合这些因素，直肠癌的治疗得到了比较好的结果。

何先生的肿瘤不再复发的概率达95%，这不仅仅和他的体质有关，也和他积极配合医生治疗关系密切。

* 认清直肠癌的症状

直肠癌患者是有一些典型症状可以参考的。

第一，便血。便血是肠癌很常见的症状，但是很多年轻人往往容易忽略。很多人有痔疮，痔疮普遍会便血，但是痔疮的便血和肠癌的便血是不一样的。痔疮的便血是便鲜血，而且是大便完以后，滴在大便表面的，和粪便是不混淆在一起的，而肠癌的便血，大便呈果酱色，血和大便混在一起，不是大便后滴血。

第二，排便习惯的改变。在我国的结直肠癌患者当中，排便习惯的改变是最容易发生的症状。比如原来一天排一次，现在一天排三次、四次，老年人原来一天排一次，现在三天排一次、五天排一次。这种排便习惯的改变，往往和肠癌是有关系的。

第三，不明原因的腹痛。这种疼不是很剧烈的疼，是一种丝丝拉拉的疼，持续时间比较长，这也是肠癌的一个表现。

第四，全身乏力。这是癌症的常见表现，更严重的会出现贫血，比如面色苍白。

* 导致直肠癌的原因

第一，直肠息肉是明确的病因。肠道里有时候会长小的息肉，属于癌前病变。直肠息肉是指发生在直肠黏膜上的新生物，多因粪便慢性刺激而引起，为常见的良性肿瘤。摘除直肠息肉，可阻断直肠癌的自然史，使直肠癌的发病率和死亡率分别降低 40% 和 50%。

第二，肠道的炎性疾病。包括克罗恩病和溃疡性结肠炎，到晚期的时候会造成肠癌。除此之外，有家族结直肠癌的人，有不良的饮食习惯和生活习惯的人，还有精神压力过大的人都有可能患上直肠癌。

* 有效地预防结直肠癌的发生

想要预防结直肠癌的发生，首先，要保持良好健康的生活习惯，饮食要多吃新鲜蔬菜和水果。其次，增加运动。再次，不吸烟。另外，40 岁以后应该每年到医院做健康体检。最后，如果有一些癌前病变或者有家族史的人，应该注意到医院做相应的检查。

* 结直肠癌的遗传因素

结直肠癌受一定的遗传因素的影响，判断患者有结肠癌的遗传因素，需要满足以下三条中的一条：

第一，家庭成员中有三人以上患有结直肠癌，其中两人以上为同一代。在我国，遗传性因素引起的肠癌不像西方国家那么多。所谓的遗传性家族性非息肉性大肠癌，还有遗传性家族性息肉变成癌，都有各自的诊断标准。

第二，至少相近的两代人均有发病。比如父亲和儿子或者父亲和爷爷发病。

第三，其中至少有一人在 50 岁以前诊断为结直肠癌。

满足这三条中的任一条，才能称为有结直肠癌的遗传因素。

部分息肉是有可能发展成为结肠癌的，要及时进行检查，及时治疗。此外，直肠癌的遗传因素需要满足一定的条件才可以判断。

第三十八章

红色警报

讲解人：顾晋

北京大学首钢医院院长、主任医师

顾晋，2012年2月16日节目播出，时任北京大学肿瘤医院结直肠肿瘤外科主任、主任医师。

* 出现便血意味着什么？
* 结直肠癌的发病高峰是什么时候？
* 如何预防结直肠癌？

自己认为是痔疮，为何检查出来却是癌症？出现便血就一定是得了痔疮吗？痔疮与直肠癌有哪些区别？怎样才能发现直肠癌？直肠癌作为一种生活方式病，又该如何预防？北京大学首钢医院院长、主任医师顾晋为您拉响红色警报。

* 发现菜花样肿物　一般考虑是肿瘤

67岁的周女士自从退休后，一直过着非常有规律的生活。2009年2月的一天，周女士像往常一样，早上起床之后洗脸、刷牙、上厕所，就在她上完厕所要冲马桶的时候，无意之中回了一下头，谁知道看到里面一片红色。周女士想大便里老是有血，这么下去也不是个办法，于是到家附近的一家医院检查。医生听完她的描述，建议周女士去做肠镜，就在做肠镜的过程中，周女士也能透过屏幕看到肠镜仪器在自己肠道里游走的情况，过了一会儿，仪器停了下来，她和医生同时看到了一块发红的部位，形状像菜花一样。

专家提示

肠镜下的肠道，如果肠黏膜是平滑的，多数情况下会有慢性的炎症。如果是新生物，即从肠黏膜里长出菜花一样的东西，多数情况下是肿瘤。如果肿瘤的直径比较小，隆起一般在2厘米以内，有可能是良性的肿瘤，也有可能是有部分的恶变。但如果肿瘤从表现上像盘状的溃疡，癌的机会就更大。

* 病理活检可最终确定肿瘤的性质

如果在肠镜下发现可疑的新生物，下一步通常会取组织病理活检。通过肠镜，用小钳子在可疑的地方取一小块组织，用电凝止血把标本取下来，在显微镜下观察，来判断肿瘤是良性的还是恶性的。

* 巧辨痔疮与肠癌

痔是肠道黏膜的静脉曲张比较厉害，一般是靠近肛门的。大便的时候会把静脉划破，就会出血。但是肿瘤是黏膜的破坏，破坏到血管以后也会出血。痔疮的血是在大便以后滴的鲜血，颜色鲜红。肿瘤的血是和大便混在一起的，颜色是果酱色，区别是比较明显的。如果是外痔，患者有疼痛的感觉，但是肿瘤一般不会疼。

* 直肠癌可以通过做肠镜或者直肠内超声进行分期

2009年3月，医生为周女士做了结肠癌微创手术，手术中将一个直径4厘米的肿物切除掉，手术后经过一段时间的调养，周女士的生活慢慢地恢复了正常。

专家提示

肠壁分成黏膜层、黏膜下层、基层、外膜这4层，周女士的癌细胞只侵犯到第二层，即黏膜下层，因为属于早期发现，所以她的情况不需要做术前放化疗。

直肠癌的分期一般有几种办法：一种是做肠镜，另一种是做直肠内超声，即把探头放在直肠里对肿瘤侵犯肠壁的厚度进行分期。肿瘤侵犯到不同层，治疗原则也是不一样的。肿瘤分为早期、进展期、晚期，发现比较早的情况下，不需要做术前治疗。

直肠癌手术要进行扩大切除以避免转移。经过大量的研究认为，肿瘤出现以后，单纯切除肿瘤，有时候会引起复发、转移，必须要把肿瘤供应的血管以及周围的淋巴结都去掉。

* 手术后随访预防结直肠癌转移或复发

做完手术以后有一个规范，就是要随访。随访的意思是每三个月要抽静脉血、做肝脏B超、拍胸部X线片。因为结直肠癌最容易往远处转移的是肺和肝脏。结直肠癌有一部分患者，血里会有一些小的分子，这些分子预示着肿瘤又复发了。手术满一年以后，要做一次肠镜看看肠道有没有问题。如果前两年每三个月都没有问题，到第三年可以半年检查一次。

* 关注饮食、遗传以及癌前病变

现代研究认为，肠癌的发生与高蛋白、高脂肪的饮食习惯有一定关系。另外，环境因素、遗传因素也不能忽视。肿瘤是有家族聚集性的，也就是有的家族里可能有很多的肿瘤患者。另外，需要注意的是癌前的病变，比如患有肠道息肉、慢性的炎症性肠病，包括溃疡性结肠炎、克罗恩病等，都是癌前病变。

* 结直肠癌早期信号

周女士的结肠癌发现得很及时，所以治疗效果非常好。医生指出，战胜癌症最重要的是早发现、早治疗，早期癌症大都可以治愈。大家生活中需要注意的只有三点：第一要保持良好的生活习惯；第二要定期体检；第三要了解癌症相关知识，警惕癌症的症状，及时就医，防止延误病情。

50 ～ 70 岁这个年龄段的人，更容易发生结直肠癌。在这个年龄以前，应该做一些相关的检查。

肠癌的早期信号包括便血、没有原因的腹痛以及体重下降较快等，有些人会出现没有原因的脸色苍白、乏力，这些都可能是癌症的信号。

要想早发现肠癌，主动筛查也很重要，现在国家也在制订筛查的计划，在癌症高发的地区已经开始做筛查。对于普通人来说，45 岁以后应该每年做一次检查，检查包括做 B 超、拍胸部 X 线片、抽血，特别是要重视便潜血的检查。

癌症高危人群一般会有一些相关的症状，或者家里两代人都有肠癌的病史，应该做更详细的检查，比如肠镜，一旦发现小的息肉，要及时把它切掉，这样可以预防癌变的发生。做一次肠镜如果一切正常的话，五年之内可以不用再做。除了肠镜以外，还有一种检查叫作钡剂灌肠，即从肛门打一点造影剂到肠道，然后让患者变换体位，通过 X 线摄影，可以看到不同部位的肠道情况，该检查没有肠镜痛苦，但是时间相对长一点。

第三十九章

深藏不露的“癌中之王”

讲解人：郝纯毅
北京大学肿瘤医院大外科常务副主任、肝胆胰外二病区主任、主任医师

* 药物难以缓解的胃疼背后，藏着什么隐患？
* 胰腺癌如何检查与治疗？
* 胰腺癌的致病因素有哪些？

胰腺癌被称为“癌中之王”，死亡率接近100%。引发“癌王”的原因究竟是什么？哪些饮食方式是引发疾病的罪魁祸首？到底怎样才能防住它？北京大学肿瘤医院大外科常务副主任、肝胆胰外二病区主任、主任医师郝纯毅为您解答。

* 胃疼可能是胰腺癌的症状

2003年10月初的一个早晨，家住门头沟的杨先生像往常一样外出锻炼身体，可是走着走着突然间感到胃部一阵阵剧烈的疼痛向他袭来，他没敢再锻炼，赶忙回家拿出了几片胃药吃了，可是疼痛的症状丝毫没有缓解。杨先生很纳闷，自己胃疼的毛病已经两三年了，偶尔疼个一两次，但是几分钟就过去了，吃点药也能顶住，可是为什么这次胃疼这么严重呢？杨先生来到医院，B超检查结果大大出乎他的意料，原来长期困扰他的胃疼另有隐情，他的胰腺上面长了个小东西，医生建议他到肿瘤

医院做进一步的检查。肿瘤医院的医生看过片子后给出了这样的诊断：胰腺癌。面对医生的诊断，杨先生简直不敢相信，平时看着很结实的自己，怎么突然间就患上癌症了呢？

专家提示

杨先生胰腺的肿瘤相对来讲还是比较小的，也是比较早期的一个胰腺癌。人们通常指的胃疼，往往不是医学上所说的胃，而是肚子不舒服，或者肚子隐痛。肚子的隐痛是一个非常不明确、特异性不强的症状。很多疾病都可以引起所谓的“胃疼”。在各种肿瘤当中，胰腺癌的生物性行为或者恶性程度相对来讲比较高，一般在全世界每年诊断出来是胰腺癌的患者数与死于胰腺癌的数大致持平，几乎是１：１。

腹痛、消瘦、饱胀、低烧，都不是胰腺癌的典型症状，而黄疸是胰腺肿瘤相对来讲比较特异的一个表现。尤其是伴着浑身瘙痒的黄疸，往往是胆管阻塞的症状。胆管阻塞有很多原因，炎症、结石、肿瘤都会引发。胰腺的肿瘤，尤其是胰头部位的肿瘤，可能在早期的时候会表现出黄疸。如果是胰头的肿瘤，出现黄疸不一定是坏事，黄疸恰恰是胰腺肿瘤相对早期的症状，因为黄疸患者才能早期发现。黄疸首先是小便开始颜色变深，然后白眼球慢慢地变黄，这是比较容易发现的。有的患者也可能出现身上瘙痒、皮肤变黄等症状，甚至比较严重的一种情况是大便本来是黄的，由于胆汁无法到达肠道，颜色慢慢变白。虽然腹痛和消瘦都不是特别典型的症状，但是短期内急剧地消瘦，比如两三个星期突然一下子减了5～15千克。这种情况很多是因为胰腺的恶性肿瘤。乏力，腰酸背疼，还有低烧，这些并不具有普遍性，更不具有特异性。1990 ～ 2000 年，我国做了一个八省两市 14 家三甲医院的统计，统计了 2340 个胰腺癌患者的临床资料。结果显示，胰腺癌的首发症状中，黄疸和腹痛最为常见，后面依次是消瘦、上腹饱胀、腰背疼痛、乏力，个别病例还存在发烧的症状。如果出现以上情况，就要立即就医，以免耽误治疗。

* 胰腺癌的检查与治疗

B 超是发现腹部实体肿瘤的一个很有效的手段。但是需要强调两点：第一，超声检查，对做超声的医生，技术要求很高。第二，对超声医生所用的仪器要求也很高。只有在这两个条件下都具备的医院，才能做出比较准确的检查结果。如果怀疑有肿瘤，一定要去具有资质的专科医院做检查。如果 B 超发现有可疑的表现，一般会进一步做两个检查。第一个是影像学检查，包括增强 CT，增强核磁。第二个是化验检查，主要是与肿瘤相关的标记物检查。

2003 年 10 月 25 日，即来到肿瘤医院的第 20 天，杨先生接受了胰腺肿瘤的切除手术，医生将他的胰腺切除了 2/3，胃部切除了 1/3，十二指肠切除了 11 厘米，胆也全部切除了。将近 12 个小时的手术获得了成功。

B 超是检查胰腺癌的有效手段，如果发现可疑情况，要进一步做影像学检查和化验检查确诊。对于早期甚至中期的胰腺癌，首选胰腺肿瘤切除手术，可以达到治愈的效果。晚期患者可以通过化疗、放疗，延长生命，提高生活质量。

专家提示

对于比较早期的，甚至一些中期患者，采用胰腺肿瘤的切除手术能够取得非常好的治疗效果，该种方法甚至在很多患者当中能够达到治愈性的治疗效果。如果暂时做不了手术，可采取化疗或者放疗的方法，延长患者的生存寿命，提高生活质量。对任何肿瘤手术的患者来讲，都需要有定期密切随访。目的一是看治疗效果，二是如果出现问题，及时处理。

* 胰腺癌的病因与预防

胰腺癌与糖尿病有关系，但是谁是因、谁是果，目前无法分辨。因为引发糖尿病的因素有很多，但胰腺肯定是出现问题了，胰腺出问题就会增加患胰腺癌的机会。另外，一些胰腺癌的患者，可能出现症状性的糖尿病，就是以糖尿病的形式表现出来。所以，如果患者原来没有糖尿病，突然患了糖尿病，一定不能单纯地考虑糖尿病。

胰腺癌的病因不是特别明确，但是不良的生活方式或者饮食习惯会导致肿瘤发生，这点是确定的。对胰腺癌来讲，“三高”饮食，高蛋白、高脂肪、高热量，可能会增加患病概率。以肉食、蛋为主的饮食结构会导致各类肿瘤疾病患病率的增高。吸烟、酗酒，包括喝咖啡都可能增加患病概率。所以说胰腺癌也是一种生活方式病。改变生活方式，改善不良的习惯，对胰腺癌的预防和降低发病是有帮助的。平时少吃高脂肪、高蛋白、高热量的食物，多吃瓜果蔬菜。流行病、病因学的科学家建议，十字花科的蔬菜，比如说西兰花、白菜花、生菜和卷心菜，对降低胰腺癌发病率是有一定积极作用的。

胰腺癌和糖尿病关系目前尚未明确，糖尿病是胰腺出问题，可能增加胰腺癌的患病风险，要适当减少高蛋白、高脂肪和高热量饮食的摄入，避免烟酒，少喝咖啡，多吃瓜果蔬菜，如西兰花、白菜花、生菜和卷心菜，对预防胰腺癌有积极作用。

第四十章

血色癌变

讲解人：吴玉梅
首都医科大学附属北京妇产医院妇瘤科主任、主任医师

* 宫颈癌如何治疗？
* 宫颈癌如何防范？
* 宫颈癌是否容易出现淋巴结转移？
* 导致宫颈癌的原因有哪些？

有一句话是：谈癌色变，然而事实上随着医疗技术的发展，现在许多癌症都已经得到了非常好的治疗效果，一种女性高发的疾病，医生会给出什么样的治疗方案？我们该如何从生活细节做起，预防它的发生？首都医科大学附属北京妇产医院妇瘤科主任、主任医师吴玉梅，带大家认识这样一种可防可治的癌症。

* 宫颈癌是高发的女性疾病

宫颈癌对于女性来说，在全球是排名第二位的恶性肿瘤，它的发病率仅次于乳腺癌。宫颈癌发生的部位在宫颈，即子宫体的下方。宫颈癌如果早发现通过手术是有治愈的机会的。

* 宫颈癌早期可以通过手术切除来治疗

所有的癌症都有自己的分期，宫颈癌一共分四期，在二A期以前，都具备手术的条件，到了二B期以上，

病变可能会往子宫的两旁或者后方以及阴道的方向发展，即病灶不局限在宫颈上，这样的情况手术难以达到完全根治的目的，则要选择放疗和化疗。

如果病灶在靠宫颈的深部，宫颈管里边，病变比较深，此时保留子宫的可能性比较小，所以治疗时医生会进行子宫广泛性切除，加大盆腔淋巴结的清扫。

* 宫颈癌手术切除子宫但可保留卵巢

子宫体的两边是卵巢，上面是两个输卵管，卵巢的血供接近50%是由子宫的血管供给的。所以子宫切除以后，从理论上讲，卵巢的功能会受到一定的影响。但是从临床的观察看，不只是宫颈癌的患者，有一些良性的子宫肌瘤，或者在其他情况下不得不切除子宫，保留了卵巢，卵巢仍然有它的功能，而且可以持续很长时间。对于宫颈癌来讲，原则上都可以保留卵巢。

* 术后三四天出现发烧是正常现象

刘女士因查出患有宫颈癌而采取了手术治疗。术后虽然身体的伤口隐隐作痛，但是病灶的成功切除还是让刘女士非常安心。在接下来的几天，刘女士的身体却发生了一些变化，她出现了反复高烧的现象，这让她非常担心，因为她听说有一个患者就是因为发烧最后离开了人世，那么她的高烧还会持续多久，她又能否逃离死神的威胁呢？

专家提示

因为经历这样一个手术，手术以后腹腔会有一些渗血，有一个吸收热的过程，在手术两三天后，体温都会高到38.5℃左右，实际上这是手术以后很正常的一个过程。

* 宫颈癌容易出现淋巴结转移

几天后的病理检查结果，让刘女士的心再次落入谷底，右髂外淋巴结见癌转移几个清晰的大字让刘女士想到了一个词——祸不单行。这次医生又会给出什么样的治疗方案，自己的病还能治好吗？

专家提示

淋巴结的转移，在术前特别明显的状态下，因为淋巴结转移的体积非常大，非常明显，通过一般的影像学，比如CT、核磁都能诊断。刘女士术前在这些影像学的诊断上是没有发现转移的，只有术后得到的病理结果里，在清扫的二三十个淋巴结里面，有极个别的淋巴结发现有转移。这个转移是显微镜下的转移，而不是通过影像学即可发现的很明显的转移。淋巴结转移以后，对患者的生存率会有一些影响，而且淋巴结转移预示着疾病向子宫外扩散，接下来的治疗肯定要进行放射治疗，还有化疗做补充。

* 宫颈癌在癌症的四个分期当中都有可能产生淋巴结转移的现象

一般来讲，宫颈癌的转移如果在一期，可以有15%～16%的患者有淋巴结转移。到了二期，有30%左右的患者是有转移的，但是到了三四期的患者，可能有将近50%的患者有淋巴结转移。所以在各期里，都有淋巴结转移的可能，随着分期的升高，淋巴结转移的比例逐渐升高。

宫颈癌各期都可能发生淋巴结转移，分期越高，淋巴结转移的概率越大。

TCT 检查（宫颈细胞学检查）是筛查宫颈癌及癌前病变的有效手段。

* TCT 检查是发现宫颈癌的好办法

就在 1 个月以前，刘女士因为身体非经期的异常出血，来到了医院。医生在给刘女士做了 B 超检查后告诉她，就是宫颈炎，吃点儿药就没事儿了。但是随后的几天，刘女士发现，自己出血的情况越来越严重了，出血量没减少，反而越来越大，为了减轻心中的疑问，她又来到了医院，这次她接受了 TCT 检查，3 天以后的结果让刘女士大吃一惊！她患上了宫颈癌。

专家提示

细胞学检查的是宫颈表面脱落的细胞，是取一些分泌物做检查。这种检查的准确性不是 100%，所以可能做下来的结果是没有什么太大异常。刘女士还有一个特点，她的宫颈病变主要是藏在宫颈管里边，存在一定的特殊性。所以她在做 TCT 或者是其他技术取材的时候，深在的病变也可能取不到。

一般 B 超对宫颈癌的诊断没有太大的价值，TCT 也就是细胞学检查，是目前作为宫颈癌或者是宫颈癌前病变的一个筛查手段。

* 妇科检查对于发现女性疾病至关重要

要发现宫颈病变，首先要做宫颈的细胞学检查。如果细胞学结果是异常的，接下来要做宫颈的活检，得到了病理的结果，才可以做初步的结论。

B 超对于妇科的作用，主要是发现一些占位性的病变。另外，占位性病变是囊性还是实性，通过 B 超进行检查往往结果比较准确。

床检就是常规妇科检查，妇科检查实际上是妇产科医生了解患者妇科情况的一个最基本的手段。但是妇科检查有一定局限性，比如宫颈的癌前病变，即在宫颈癌没有发生以前的病变，肉眼是看不见的，只有在显微镜下才能看到。

* 非经期异常出血是宫颈癌的典型症状

早在2004年的二三月，刘女士就发现了自己身体的一些异样，在非经期的日子，她也会出现出血的情况。而且那段时间，正赶上搬家，只要动作幅度一大，出血量就会增大，这是不是宫颈癌的典型症状呢？

专家提示

宫颈癌比较典型的一个症状就是出血。出血是女性很常见的症状，因为在很多情况下，它可以发生在女性几乎任何一个年龄，这个现象不一定就是宫颈癌。但出现非经期异常出血一定要警惕，要及时检查，就医的时间越早，就能越早发现病变。

* 40 ~ 60岁是宫颈癌的高发年龄段

宫颈癌的发病年龄大多数是在30岁以后，开始有逐年上升的趋势，40岁以后就到了一个高风险的年龄段，40～60岁，是宫颈癌发病的高峰年龄段。最近几年，宫颈癌发病率在逐渐升高，年龄也有年轻化的趋势。

* “两癌”筛查提早发现宫颈癌

宫颈癌实际上是可防的，而且在患病前有一个漫长的过程，这个过程可能有几年，甚至十几年，在这个过程当中，有一个癌前病变的阶段。“两癌”（宫颈癌和乳腺癌）筛查中查出来的癌极少，大多数查出来的可能是癌前期病变。癌前病变还是一个良性的病变，而且在这个阶段得到一个恰当的治疗，可能不需要切除子宫，对生命没有任何影响。

* HPV 病毒是导致宫颈癌的原因

宫颈癌在患病前有一个漫长的过程，适龄女性可进行“两癌”筛查以及早发现癌前病变。

宫颈癌跟人乳头瘤病毒感染有必然的联系，人乳头瘤病毒就是通常说的 HPV 病毒。该病毒目前一共检测出来有 100 多个亚型，感染女性生殖道的有四五十种，但是对于能导致宫颈癌或者癌前病变的、高危型的 HPV，临床上能检测 13 种。之所以叫作高危型的 HPV，是说它有可能导致宫颈癌或者是严重的癌前期病变。

HPV 感染的人群很广泛，女性一生当中可能有 75% 的概率会感染，但是一般感染以后，1 ～ 2 年机体通过正常的免疫功能，可以把该病毒清除掉。

HPV 感染主要的传播途径是性传播。此外直接的接触传播也是一个途径，比如皮肤、黏膜的接触。另外，母亲和婴儿之间也会传播。

* 注意生活细节能预防宫颈癌的发生

宫颈癌的发生，第一，与性生活有一定的关系，尤其是一些人早婚早育，在 20 岁以前结婚生子，针对这样的情况，应提倡晚婚晚育。尤其现在要加强青少年的性教育，避免过早的性生活。第二，减少性伴侣以及离婚的次数，也是降低宫颈癌发生的很重要的原因。此外，要提高健康意识，警惕早期症状，如阴道有异常的出血或者分泌物增多、有异味，都要尽早到医院做检查。即便没有任何的症状，也要一年进行一次体检，这对于大多数女性来讲是必要的。

* 注意个人卫生　预防妇科疾病

对于女性来讲，平时应注意生殖道的卫生，比如经常做一些外阴的清洁，月经期卫生巾要勤换、勤洗内裤，平时尽量少用护垫，内裤最好是纯棉的，这样对皮肤和黏膜都比较好。医生并不推荐清洗液，一个皮肤没有问题的健康女性，使用清水洗就可以了。

第四十一章

莫把肿瘤“吃”进肚

讲解人：贾宝庆
中国人民解放军总医院肿瘤外一科主任、主任医师

* 突然消瘦原因何在？
* 哪些行为会损伤胃黏膜？
* 每个人每时每刻都在发生基因突变是真的吗？

一个小习惯，深埋癌症隐患；一个小产物，时刻准备侵袭我们的健康。是什么样的改变，能让我们的肠胃远离伤害？中国人民解放军总医院肿瘤外一科主任、主任医师贾宝庆，带您从源头预防肿瘤。

* 突然消瘦应马上引起注意

生活中如果体重突然发胖或消瘦都是不正常的情况，应该引起警惕。发胖往往和饮食习惯、运动减少等有关系，也可能有一些代谢方面的因素。体重突然丢失一般有两个因素，一个是代谢方面的因素，如糖尿病患者、甲状腺机能亢进的患者，代谢紊乱可能引起突然消瘦。另一个是肿瘤的发生，尤其是消化道肿瘤。消化道肿瘤患者进食量减少，吸收功能下降而导致体重骤降。肿瘤发生发展过程中，本身会产生介质细胞因子，干扰正常营养代谢，阻碍营养物质的吸收，患者会出现体重丢失的情况。除了消化道肿瘤，其他肿瘤发展到一定程度，也会造成体重丢失，要引起警惕。

* 肿瘤的产生与先天遗传和后天不良习惯有关

引起肿瘤的因素很多，内因是遗传因素，人体内部某种遗传的变化或者某种易感性，造成肿瘤容易发生。在内因基础上，更多见的原因是一些外部因素，比如环境的污染、不良的饮食习惯和饮食结构，以及不良的生活习惯。

很多人把癌症和死亡划等号，其实肿瘤有良性和恶性之分。结肠腺瘤性息肉早期是良性的，尤其在2厘米以下，只表现良性增生性或腺瘤性改变，只有通过长期不良因素的刺激，才会导致息肉恶变成恶性肿瘤。

* 过烫的食物对胃黏膜损伤严重

在平常人的饭桌上，肉是很重要的组成部分。肉类的吃法也是多种多样。不管南方还是北方，人们喜欢在菜里放些辣椒，既能提味，又能增加食欲。自古以来，中国人保留着“趁热吃”的习惯。然而，这些做法却是引起胃肠道肿瘤的重大隐患。

过烫的食物对消化道黏膜损伤严重。消化道黏膜对热的感觉、对痛觉不像皮肤那么敏感，皮肤感觉很烫的东西，吃起来不见得感觉得到。中国人传统习惯，经常会吃很烫的东西。这种很烫的东西，会造成黏膜的损伤。黏膜损伤以后会自己产生修复的过程，细胞会在修复过程中产生突变，久而久之，长期炎症刺激再修复，导致肿瘤发生。

喝水，喝起来最舒适的是30～40℃的温开水，一口气能喝下去的水是最好的。欧美人经常喝冷饮，甚至冷胃黏膜对于温度的耐受程度低于皮肤，但是它对温度的感知能力又比较弱。所以当吃到很烫的食物时，胃里不会感觉不适。但其实过高的温度却对胃黏膜造成严重损伤。久而久之，就形成肿瘤的隐患。所以平时饮食的温度在30 ~ 40℃为最佳。

饮里加冰块。中国人好喝茶，刚泡好的茶温度非常高，吹着喝，实际温度降不了多少。热茶直接喝，对黏膜损伤非常大，所以中国人患食管、胃肠道肿瘤的概率比欧美人高得多。

热茶水喝的时候舌头能忍受，胃、食道不能忍受吗？黏膜敏感程度比皮肤敏感程度要差，尤其对温度、对痛的感觉要更差一些。摸起来很烫的水，喝起来能喝下去，胃里暖暖的很舒服，但不知不觉中食道黏膜已经被损伤。消化道黏膜一周时间可以更新一次，但天天这么吃喝，食道黏膜没有修复好，又被烫伤，很容易给肿瘤的产生埋下隐患。所以，喝茶要稍微晾一晾再喝。

* 抽烟也会引起胃肠道肿瘤

烟对肺癌、对消化道肿瘤的产生也是有影响的。高蛋白、高脂肪的食物，靠胃液、胆汁、胰液一起消化。胆汁对脂肪的消化很有帮助，抽烟实际上促进了胆汁的反流，引起脂肪的吸收。如果在空腹状态下抽烟，胆汁同样会反流，这时胆汁是碱性的，胃黏膜在酸性环境下适应，碱性情况下胆汁损害黏膜，久而久之会造成黏膜损伤，造成损伤以后的增殖会导致肿瘤的发生。

* 隔夜菜会产生损害消化道黏膜的亚硝酸盐

很多老一辈人从艰苦年代过来，一顿饭没吃完，菜倒掉挺可惜，选择留在冰箱里，第二天热着吃。实际上，把头一天吃不完的饭菜放进冰箱，隔天再吃，不是好的饮食习惯。尤其隔夜蔬菜中亚硝酸盐大量增加，亚硝酸盐直接导致消化道黏膜损伤，是消化道肿瘤发生的罪魁祸首，这是大家公认的，也是常识。剩下的饭菜尤其是蔬菜，最好不要第二天热着吃。可以采取头一天少做点的方式，尽量吃新鲜的饭菜。

蔬菜尤其是绿叶蔬菜尽量生吃。这样做可以减少隔夜热蔬菜造成亚硝酸盐的增加，同时可以避免烹炒油煎破坏蔬菜的营养元素尤其是维生素C，保证了营养物质的吸收。所以要养成尽量不吃隔夜蔬菜、生吃绿叶蔬菜的习惯。

* 腌制、熏制的食品中有多种致癌物质

亚硝酸盐出现的根本原因是细菌的繁殖，所以说隔夜菜里面是有很多细菌的。以泡菜为例，分别检测腌制了两天、七天和二十天的泡菜。腌制两天的泡菜，已经明显含有亚硝酸盐；七天的泡菜中亚硝酸盐已经严重超标；而第二十天，亚硝酸盐才会消失。

要养成健康的饮食习惯，尽量少吃腌制食品，包括腌制的咸菜、泡菜、腊肉、咸鱼等。这些腌制食品里的亚硝酸盐含量比平常新鲜食品高得多，偶尔吃一点不一定出问题，如果长期亚硝酸盐摄入量多，可能引起病变。

提起腌制食品，我们还会联想到熏制食品，熏制食品也会产生亚硝酸盐吗？其实，熏制和腌制食品一样，不但产生亚硝酸盐，还会产生多环芳烃类的致癌物，直接损害消化道黏膜，造成消化道肿瘤。生活中我们很难避免完全不吃这类食品，只是要注意避免长期大量摄入。经常吃剩菜，吃腌制、熏制食品，有害物质累积量太大，就会造成肿瘤发生。

腌制、熏制的食物里含高于其他新鲜食物的亚硝酸盐。不仅会损害消化道黏膜，而且食物在熏制过程中还会产生大量致癌物质。如果长期大量食用，有害物质积累量过大，就会有肿瘤产生。

* 增强免疫力可以抵御机体肿瘤细胞的突变

增强免疫力可以抵御机体肿瘤细胞的突变。经常感冒、溃疡、长疖子是免疫力低下的表现。为了提高免疫力，我们要时刻注意保持均衡的营养、合理的膳食、适当的运动、愉快的心情和足够的睡眠。

每个人身上每时每刻都有基因突变发生，正常代谢，蛋白质合成都可能错配，这种突变可能导致肿瘤细胞形成。正常情况下，机体内有免疫细胞保护，一旦发现突变、畸变细胞，正常免疫系统能识别并消灭它，这时人就不会患肿瘤了。

健康的生活习惯和生活方式主要包括四个方面：第一是均衡营养、合理膳食，第二是适当地运动，第三是保持轻松愉快的心情，第四是保证足够的睡眠。做到以上几点可以保护免疫力不被破坏，保持正常的免疫功能，不仅可以预防肿瘤发生，还可以预防其他疾病的发生。

* 氧自由基是人体能量代谢的有害副产品

人生活在富含氧气的空气中，离开了氧气，人就不能存活，但是氧气也有对人体有害的一面，有时候它能杀死健康细胞甚至置人于死地。当然，直接杀死细胞的并不是氧气本身，而是由它产生的一种叫氧自由基的有害物质。它是人体的代谢产物，可以造成生物膜系统损伤以及细胞内氧化磷酸化障碍，是人体疾病、衰老和死亡的直接参与者。

正常情况下体内会不断产生氧自由基，但是机体能够及时把氧自由基清除掉，不会产生更严重的后果。在特殊情况下，氧自由基如果过多，就会损伤我们机体的细胞膜、细胞器，从而导致细胞的损伤。

在氧气进入体内进行正常代谢的过程中，产生的副产品就是氧自由基，它其实是有毒的、需要清除的代谢产物。正常机体有自动氧化还原系统，可以把氧自由基清除掉，减少对细胞的损伤。在我们极度疲劳或者创伤情况下，氧化还原系统受损害，氧自由基清除不彻底，导致细胞受到损害。

* 维生素 C、维生素 E 能够很好地清除氧自由基

平常说的抗氧化剂，是清除氧自由基最好的物质。蔬菜、水果里的维生素 C、维生素 E，都是非常好的抗氧化剂，能够很好地清除氧自由基，减少机体损伤。

中国人的传统观念认为：吃生冷的东西不健康，会损坏胃肠道，其实不完全是这样。只是我们在空腹时或者在特别饥饿时，直接吃生的、冷的，可能造成胃肠道不适，这是生活习惯使然，吃惯热的，觉得一吃凉的就不舒服。现在生活中并不需要完全这样墨守成规，生吃一些蔬菜、水果是可以的，像生菜、紫甘蓝，老年朋友都可以生吃一些。

第四十二章

与肿瘤赛跑

讲解人：贾宝庆
中国人民解放军总医院肿瘤外一科主任、主任医师

* 胃肠道肿瘤早期病变如何发现？
* 胃部肿瘤有何治疗方法？
* 生活中如何预防肿瘤？

小症状，莫轻视；大隐患，别慌张。对抗癌症要尽早。中国人民解放军总医院肿瘤外一科主任、主任医师贾宝庆带您与肿瘤赛跑。

* 胃肠道肿瘤需要有针对性的检查发现早期病变

王先生平时工作非常繁忙，时常熬夜，但是为了身体健康，他每年都会按时体检。在他的体检报告中，其他方面都很正常，就是有些贫血。然而距离今年体检不久，王先生突然感觉胃疼难忍，偶尔还会有反酸的感觉。无奈之下，他再一次到医院做检查，这次的检查结果却出乎他的预料，这个折磨他胃疼难忍的源头竟然是肿瘤。

专家提示

常规检查身体，包括抽血、做X线摄影、超声等。这些检查只是基本的筛查，但是对一些特殊疾病，比如早期消化道的肿瘤，可能不能及早地发现，为了诊断早期

肿瘤，可能需要做特殊检查。如果出现吃饭后不消化，经常腹疼、反酸、打嗝等症状，医生会建议做胃镜。早期的黏膜病变通过超声以及抽血，不一定能够及时地反映出来，可以更针对性地做消化道检查，比如胃镜、消化道的钡餐、造影等，有可能发现早期病变。有的患者耐受性比较好，在肿瘤晚期才能发现胃上长了很大的肿块，这时不管超声还是抽血等这些检查，都能反映出来。

每年进行的常规体检只是健康状况的检查，而对于消化道的肿瘤是不容易发现的。如果您平时有腹胀、不消化、反酸、经常打嗝的情况，应当及时到医院做进一步专科检查。

*40 岁以上有消化道症状的人需要定时做胃镜检查

胃镜，很多人一听就犯愁，觉得太痛苦了，长长的管子从咽喉穿进去，太难受了，有其他方法代替吗？胃镜是侵入体内的检查，不作为常规查体项目，常规健康体检不包括这一项。如果有消化道症状，医生会建议做这个检查。40 岁以上的人群，可能更要注重这项检查。

* 消化道出血要警惕

正常人血液中的血红蛋白含量在每升 12 ～ 15 克，正常人的造血系统，会不断地补充被消耗掉的红细胞。红细胞有固定的生命周期，到一定生命周期就会衰老，要依靠脾脏把它清除掉。造血功能正常就能补充血液细胞。如果骨髓丢失，来不及补充血液细胞，会造成贫血。一般的外伤失血或者流鼻血是可以看到的，能引起重视。但慢性失血以及隐匿性失血造成贫血，没有发现严重的出血情况，容易被忽视掉。比如胃的出血，大便暗红色，血液通过消化液的作用呈现黑颜色排出来，该情况提示可能有消化道出血。还有一种情况，没有吐血、没有便血，看上去没有任何症状，但在实验室检查大便有潜血发生。

贫血，除了血液系统的疾病以外，也有可能与胃肠道肿瘤有关。消化道出血有吐血、便血，以及肉眼看不到的大便潜血。如果出现了这些症状，应该马上引起注意，及时就诊。

这种隐匿的出血，只有通过显微镜检查才能发现，提示消化道有出血情况。老年人出现贫血，一定要警惕消化道肿瘤的发生。

* 肿瘤标记物升高不一定代表有肿瘤

肿瘤标记物实际上是肿瘤细胞合成并且分泌出来的一种特有的物质，在正常机体细胞里是没有或者很少的。如果有肿瘤发生，这种物质会随着细胞分泌到血液或者液体里，或者排泄到肠道经过大便排出，通过实验室检测，就能在血液里或体液里发现该种物质。如果发现肿瘤标记物升高的话，则要警惕是不是有肿瘤的发生。

但不是说肿瘤标记物升高，就一定会是肿瘤，这句话怎么理解呢？要排除检验的误差及机体因为炎症或其他情况如黏膜损伤，造成这种肿瘤标记物的假阳性。如果平常没有其他疾病的人，去医院检查后发现肿瘤标记物持续升高，或者逐渐有升高的趋势，一定要警惕。尤其是消化道肿瘤标记物升高时，要到医院做胃镜、肠镜检查。

* 部分人可根据肿瘤标记物的升高发现早期肿瘤

在医生接诊的患者当中，有一个患者肿瘤标记物升高，但是每年做的两次胃肠镜，没有发现肿瘤。针对此种情况的解释，第一是检验误差，第二是身体内某种炎症反应。一般来说，对于胃肠道肿瘤患者来说，他们所患的绝大部分肿瘤，其肿瘤标记物是可以通过含量的升高来反映的。一旦确诊了肿瘤，比如肿瘤标记物在手术前已经升高了，在手术后，把肿瘤拿掉就应该降低了，恢复正常了。如果在复查过程中，肿瘤标记物又持续升高了，这种情况就是一种特别的提示，有可能是肿瘤复发。

那么肿瘤标记物是通过什么方式查出来的呢？可以通过抽血检查。平常健康体检不一定包括这个项目，对于 40 岁以上的人来讲，建议将肿瘤标记物作为一个常规的检查项目。有一部分人，因为肿瘤标记物升高，而早期发现了肿瘤。

* 胃部肿瘤的不适会反复出现并且伴随体重减轻

如果因为一顿饭吃得不合适，或者着凉，或喝酒吃了辣椒感到胃疼，很快能恢复。如果一段时间内，反复出现症状，比如消化不良或者胃疼，而且进食会加重症状，或有烧心打嗝的情况，尤其是伴有体重减轻时，一定要警惕，这跟单纯胃炎疼痛不一样。还有一种情况是胃溃疡，一部分人工作非常紧张，尤其年轻人工作压力大，胃酸分泌高，就有可能造成消化性溃疡。这种溃疡有时比较难跟肿瘤进行区分，这时胃镜检查和病理活检非常重要。

* 预防肿瘤第一步：控制脂肪

控制脂肪含量是预防肿瘤的有效方法。避免体内脂肪过多，第一是要减少食物摄入，尤其是动物性脂肪摄入。第二是要做适当运动，避免过多脂肪在体内堆积。

蛋白质摄入，如鱼虾类 50 克、禽肉类 100 克、蛋类 25 ～ 50 克，实际上是一个理想化的膳食宝塔的结构。现在生活水平高，脂肪的摄入量可能会超标。要尽可能增加蔬菜和水果的摄入，增加运动量，尽量消耗掉这些多余的脂肪。

预防肿瘤要控制脂肪的摄入。多做运动，老年人散步至少要走 6000 步。以此达到清除多余脂肪的目的。与此同时，要定期体检，这样才能走在肿瘤的前面。

* 预防肿瘤第二步：每天从事 30 分钟以上体育运动

每天至少从事 30 分钟以上体育运动，对每个人身体都是很有好处的，老年人如果不能做剧烈运动，可以通过散步来锻炼，每天至少要走 6000 步。如果是有意地去锻炼 30 ～ 40 分钟，微微出汗，这个运动量就能达到清除多余脂肪的目的。

* 肿瘤早发现　提高治愈率

消化道肿瘤如果及早发现，能够进行彻底的根治性治疗，手术治愈率就非常高。但有一个很严峻的问题，往往消化道肿瘤发现时偏晚，像我国胃癌发现时基本上都是进展期，这种情况不利于根治性的治疗。所以早期的预防、诊断和治疗，是提高治愈率非常关键的内容。

很多人觉得这两天胃不舒服，尤其老年人忍耐力比较强，随便到药店买点养胃的药吃，这是不对的。一旦有这种情况发生，就要到医院检查，比如做肿瘤标记物检查、大便潜血检查或者胃镜检查，以便发现早期肿瘤。如果早期发现，治疗效果是非常好的。

早期胃癌可以不通过手术进行治疗。比如胃镜下的黏膜切除，可以把早期癌变的部分完整切除掉，达到根治效果。还有的虽然不能够进行胃镜切除，但是可以通过一些微创的手术，比如腹腔镜的手术，甚至机器人的手术，在肚子上打几个洞，把病变部位切除掉，甚至把有可能受侵犯的淋巴结切除掉，也能获得很好的效果。

* 术前放化疗让肿瘤缩小 降低复发率

如果肿瘤发现较晚，已经有淋巴结转移，侵犯了周围脏器，这时候可能直接做手术不一定能够根治，需要提前进行放疗或者化疗。比如直肠癌，进行术前放疗，让肿瘤、淋巴结以及肉眼看不到的肿瘤缩小，这时再做手术才可能达到根治性的效果。

肿瘤如果比较大，侵犯到肠壁外膜，放疗后进行手术，可以降低复发率，提高患者存活率。在这个过程中：首先，坚持把肿瘤治疗做完，且对副作用预防要格外注意；其次，加强营养以提高免疫力，预防感染的发生。放化疗过程中出现乏力、恶心、呕吐，可以通过药物治疗、改善饮食等，来尽量减少副作用的影响。

第四十三章

对抗肿瘤“营养战”

讲解人：贾宝庆
中国人民解放军总医院肿瘤外一科主任、主任医师

* “饥饿疗法”能不能起到对抗肿瘤的作用？
* 肿瘤患者应该通过何种途径补充营养？
* 肿瘤患者饮食要注意什么？

肿瘤患者进行放化疗后，身体虚弱，需要补充营养。但是补充的营养，正常的机体细胞、肿瘤细胞同时在吸收，肿瘤细胞是不是吸收得更快呢？对抗肿瘤，怎样补充营养呢？中国人民解放军总医院肿瘤外一科主任、主任医师贾宝庆为您讲解。

* 肿瘤患者应该大量补充营养

肿瘤发生的过程中，它会不间断、无限制、快速地生长，且生长速度高于其他组织，它会不断攫取身体内的营养，因此肿瘤患者及时补充营养非常重要。一般而言，肿瘤患者营养状况很差，很多患者因为肿瘤而出现营养不良。有统计数字表明，肿瘤患者营养不良发生率高达40%～80%。其中有20%的肿瘤患者营养不良将直接影响生命的进程，换句话说，即20%的患者可能因为营养不良而失去生命。

* 肿瘤细胞影响代谢导致营养不良

肿瘤患者同样存在营养均衡的问题，肿瘤患者代谢有自己的特点。消化道肿瘤，除了直接影响食欲，还可能改变口味。很多患者因为消化道肿瘤的发生而减少了饮食的摄入量，因为胃肠道肿瘤化疗、放疗的患者，可能出现胃肠道反应，如拉肚子、腹痛、腹胀等，本身会影响到营养吸收。另外，肿瘤患者，可能因为肿瘤的发生，分泌某种细胞因子，会直接干扰或者影响正常的营养代谢，并且会影响物质的吸收。营养物质的吸收减少，会造成体重的丢失以及营养不良。对于肿瘤患者来讲，尤其在放化疗过程中，可能口味改变，不想吃某种东西，可以在烹饪方式方面做一些调整，比如做一些容易消化的、味道相对清淡一些的饮食。同时，因为肿瘤细胞代谢特点跟正常细胞不太一样，肿瘤在需要糖的无氧酵解的过程中对脂肪利用比较少。有的人觉得肿瘤患者不能吃太油腻的东西，脂肪含量过高，但事实恰恰相反，肿瘤患者饮食中糖相对少，脂肪相对高才是合理的。

肿瘤细胞代谢特点和正常细胞不一样，需要利用葡萄糖酵解，同时干扰正常代谢，脂肪含量比糖含量高一些，机体利用好，肿瘤细胞相对来讲得到一些营养吸收的控制。肿瘤患者营养补充太多，会不会刺激肿瘤生长，让肿瘤长得更快呢？有充分数据表明，这个概念是错的。肿瘤细胞不会因为营养缺乏而停止生长，也不会因为营养缺乏而生长缓慢，即患者处于饥饿状态下，肿瘤一样会从身体内攫取营养。

肿瘤患者会由于放化疗过程中出现胃肠道反应，饮食减少。同时肿瘤细胞会干扰正常营养代谢，所以肿瘤患者应该大量补充营养。肿瘤细胞的代谢是需要糖的，所以肿瘤患者应该少吃含糖的食物，多吃高脂肪的食物。

* 肿瘤患者“饥饿疗法”不可取

“饥饿疗法”对肿瘤患者来讲，是非常不可取的。

肿瘤细胞不会因为营养的缺乏而停止生长。与此同时，如果患者出现营养不良，机体抵抗力减弱，会产生更多的以感染为主的并发症。所以，所谓的“饥饿疗法”是非常不可取的。

肿瘤在患者饥饿的状态下依然在生长，并没有因为饥饿而使肿瘤缩小。恰恰相反，患者如果出现饥饿状态，出现严重营养不良，机体的抵抗力会明显地受到损害，以感染为主的并发症发生概率非常高。有很多患者，最后是因为饥饿而丢掉了生命。有一个极端的例子，一个著名的播音员，因为恶性淋巴瘤在医院接受化疗，化疗有一定的效果，但是化疗对机体损害也很大，出现了非常严重的消化道黏膜的损伤溃疡，根本吃不下饭，每一餐饭均是流食，可以吃一个小时，每吃一口，都会疼得浑身冒汗，营养状况非常糟糕，最后体重只剩下了20多千克。最后专家会诊的意见是，他不是因为肿瘤去世的，而是因为肿瘤以及抗肿瘤治疗引起的各种并发症，包括严重的营养不良造成的感染而去世的。

* 肿瘤患者治疗期间要增加营养　避免体重丢失

胃肠道肿瘤患者要采用少食多餐的形式，手术之后要大量饮水，逐步地恢复胃肠道功能。只有保证了营养，才有利于进行后续的辅助治疗。

胃肠道肿瘤，对消化道功能有一定影响，因此患者要尽量吃稀的、容易消化的食物，但是也要具体问题具体分析。消化道肿瘤患者吸收功能差，反而更要注意营养的补充。比如，做完手术后，化疗期间可以多吃流食，要大量饮水，把化疗引起的损害降到最低。可以采用少吃多餐的方式。尤其是手术后，采用少食多餐，逐渐恢复饮食并且恢复胃容量。

* 大蒜是刺激性食物　胃肠道肿瘤患者要少吃

大蒜素有抗癌杀菌的作用，对胃肠道功能好的人有效果。但胃肠道肿瘤患者，刺激性食物会导致出血，生吃大蒜显然是不可取的。做放化疗过程中，胃肠道黏膜本身就有损伤，而且消化道黏膜也会因为放化疗受到一定的损伤，生吃大蒜，包括辣椒、酒这些刺激性的东西，都是不太适宜的。

* 肿瘤患者要多补充可溶性的膳食纤维

膳食纤维对于预防肿瘤是有好处的，它可以帮助排便，尽量减少毒素在肠道的吸收对胃肠道肿瘤的预防和治疗都是有好处的。但是膳食纤维分两种，一种是可溶性纤维，另一种是不溶性纤维。可溶性纤维，对胃肠道肿瘤患者更好一些，特别粗的纤维比如韭菜等纤维，会不太容易消化，尤其是胃肠功能比较弱的情况下，不是很推荐这类特别粗的不可溶性纤维。

苹果、梨等水果既补充水分，又补充维生素，还能补充膳食纤维，可溶性纤维比较多。除此之外，在患者不能正常进食或进食量达不到营养需求的情况下，可以口服营养制剂。尤其刚刚手术过后恢复中，或者放化疗之后，这些食物患者更容易吸收，营养更均衡，添加可溶性纤维，对患者整个消化道功能保护有好处。

在化疗过程中，很多患者出现便秘的情况，药物会抑制肠蠕动，引起大便干燥，包括化疗药物本身代谢大量水分，可溶性膳食纤维对这种情况也有改善作用。

膳食纤维对于胃肠道肿瘤的预防和治疗都非常有好处。然而膳食纤维分为水溶性纤维和非水溶性纤维，韭菜等蔬菜属于非水溶性纤维，苹果等水果属于水溶性纤维，对于胃肠道肿瘤来说，水溶性纤维更加容易吸收。

* 为肿瘤患者的饮食支招

肿瘤患者味觉有一些变化，有些人比较喜欢吃甜的，有些人喜欢吃酸的，烹饪时掌握一个原则，尽量以好消化为原则。另外，菜色尽量丰富，要多几种口味，这样会引起患者的兴趣，刺激食欲。还有很多肿瘤患者把蔬菜榨成汁喝，这样既解决了蔬菜、水果生吃不破坏营养成分的问题，又避免了胃肠道反应，是非常好的饮食方式。

第四十四章

解开脖子上的“结”

讲解人：房居高
首都医科大学附属北京同仁医院耳鼻咽喉头颈外科副主任兼任头颈外科主任、主任医师

* 甲状腺结节与哪些因素有关？
* 如何区分感冒引起的咳嗽和甲状腺疾病引起的咳嗽？
* 导致甲状腺肿瘤的原因有哪些？

随着年龄的增长，人体的很多器官都会逐渐衰老，功能也会逐渐减退。但其实在人体中有一种器官不会随着年龄而衰老，它就是甲状腺。相当一部分患者有咽部的异物感，嗓子不舒服，要如何辨别容易混淆的症状呢？看似感冒的咳嗽，却另有玄机。首都医科大学附属北京同仁医院耳鼻咽喉头颈外科副主任兼任头颈外科主任、主任医师房居高，带您认识甲状腺疾病。

*认识甲状腺结节

2012年7月10日，北京酷暑难耐，刘女士独自斟酌着，她要为自己做一个重要的决定，到底要不要做手术，这让她非常苦恼。事情还得从一个月前说起，44岁的刘女士身体一向很好，从小到大都没怎么进过医院的门，更别提做手术了。这天，她来进行常规的检查，可是当检查结果出来的时候，医生留住了她，竟然叫她尽快住院进行手术治疗。医生从刘女士的颈部B超上观察到，

她的颈部有一个1厘米大小的甲状腺结节，但这并不是普通的结节，它的形态看上去并不规则，而且结节的边界不清，这让医生高度怀疑它是恶性肿瘤。如果不及时进行切除，很有可能扩散转移，最终夺命。

专家提示

甲状腺是人体的内分泌器官，分泌甲状腺素，与人的新陈代谢、整个身体的所有细胞代谢都有关系，主要作用是负责细胞的能量代谢和蛋白质代谢。如果没有甲状腺素，人体细胞活动没有能量，就没有体温，所以甲状腺功能低下的人，不愿意动、不愿意说话；甲状腺亢进的人，体温偏高、容易出汗、容易烦躁。因此，甲状腺是维持生命活动、机体正常工作非常重要的器官。

甲状腺是人体内不会随着年龄增长而功能减退的一个器官。年纪大了，听力会下降、眼睛会花、大脑反应有一点迟钝、手脚也会不太灵便，但是甲状腺从出生一直到呼吸停止的那一刻，它的功能都保持在活跃的状态，它的功能不会衰退，一旦衰退就证明是有病变了。

如果甲状腺长了结节，良性的结节一般没有太大影响，除非结节特别大，并且发生了周围的感染、炎症，才会影响甲状腺的功能。如果是恶性结节就不一样了，恶性结节开始很小，慢慢长大，侵犯整个甲状腺组织，导致甲状腺的功能异常，甲状腺功能可能亢进也可能减退。恶性甲状腺结节会侵犯甲状腺周围，比如向气管里生长，堵塞呼吸道，也可能压迫气管，使人感觉嗓子不舒服。

* 随着年龄的增长发生甲状腺结节的概率会增加

甲状腺结节形成的原因很复杂。甲状腺从显微镜下看，里面有很多滤泡分泌甲状腺激素，排到血液当中，再运送到全身，支配全身细胞的代谢，如果是滤泡在发育分泌过程中发生细胞的变化，增生或恶变就会形成结节。人在青春期以前发生结节的概率很小，随着年龄的增长发生结节的概率就会增加。一般认为35岁以后，有结节的概率开始明显增长。这可能和甲状腺细胞出生以后细胞的退化有关，甲状腺细胞生长出现不平稳，有的长得快，有的长得慢，就容易形成结节。

* 甲状腺肿瘤的症状

刘女士的姐姐52岁，一天深夜，熟睡中的她忽然感到嗓子干痒，随之而来的就是一阵剧烈的咳嗽，于是她喝了口水润了润嗓子，可是在吞咽的过程中还是感觉不舒服，没想到在后来的两天里，她嗓子不适的症状并没有消失，深夜里的咳嗽让她无法安然入睡。连日来的折磨，让她精神憔悴，无奈之下赶快来到医院就诊，最终诊断为甲状腺恶性肿瘤。

专家提示

相当一部分甲状腺肿瘤患者会有咽部的异物感，嗓子不舒服。在肿瘤生长过程中，因为甲状腺和咽喉是挨着的，所以甲状腺结节会影响到咽喉，造成嗓子不舒服，严重的甚至会影响一侧的神经，造成运动障碍，引起一侧声带不动，出现明显的声音嘶哑。肿瘤长得比较大可能会压迫食道，引起咽东西不舒服，好像有东西没咽干净，或咽东西不顺，有阻挡的感觉。

症状不同，每个人的反应也不同。有的人对疼痛敏感，有的人对疼痛不敏感。另外，还与肿瘤的大小和位置有关系，如果长得比较靠近气管、嗓子，症状会相对明显。

* 区分感冒引起的咳嗽和甲状腺结节引起的咳嗽

如果是感冒引起的咳嗽，一般还伴有其他的症状，如嗓子红、鼻子不舒服、上呼吸道的症状、浑身乏力。而甲状腺结节引起的咳嗽仅仅是刺激性的干咳，没有痰，只是有一点痒，也没有感冒的症状，没有鼻子不舒服、嗓子疼这些症状。

* 甲状腺结节的治疗方法

甲状腺的结节分两类，一类是良性的，另一类是恶性的。良性的结节，小的对人体没有什么危害，一般原则是良性的结节，如果颈部看不出来，不影响美观，可以不管；有的影响美观了可以切除。另外一类恶性结节比较大，压迫气管，需要手术。特别需要注意的是，良性结节超过 5 厘米也要切除，而恶性结节不管大小都要切除。甲状腺两侧是对称的，两边各占 50%，即使切除全部的 75%，剩下 25% 也足够人体的需要。

* 探寻甲状腺肿瘤的病因

44 岁的刘女士在家中排行老小，还有两个姐姐和一个大哥，从小到大兄弟姐妹是其乐融融。刘女士和她的二姐分别在同年 1 月和 7 月查出了甲状腺肿瘤，可是兄弟姐妹中不仅仅只有她俩患有这种疾病，她们61岁的大姐在三年前就已经接受了甲状腺肿瘤的切除手术，术后活检显示为恶性。如今姐妹三人都已经恢复了健康，可她们开始担心起大哥，督促他尽早到医院进行排查。

专家提示

现代研究发现，甲状腺跟遗传、女性染色体基因有一定的关系，如果基因突变就容易发生甲状腺肿瘤。因此，一般男性的发病概率要小一些。

甲状腺是从小到老功能不会衰退的组织，细胞一直都处于比较活跃的状态。活跃的代谢就要吸收外界的物质维持细胞的代谢，生长越活跃，越容易受到外界的影响。尤其是受放射性物质的影响比较大。1986年，苏联切尔诺贝利核电站发生爆炸，周围地区发生了严重的污染，后来污染物波及乌克兰、白俄罗斯和西欧等国家，甚至在希腊和德国等国都能测到放射性物质。从那时候到现在近30年过去了，当年在这个地区还是孩子的那一批人，到现在甲状腺癌的发病率增加了3～5倍。因此，甲状腺癌一个非常明确的原因就是与辐射有关。

一般家电的辐射对人体的影响不大。但是医院放射科的辐射相对较大，因此如果到医院，需要注意别在放射科旁停留，尽量远离，以免受到高强度辐射影响。还有肿瘤医院做放射治疗的区域，上面都贴着一个标志，写着“辐射危险”。另外，一些大型变压器，像高压线表，都有一些辐射，这些日常生活中的高强度放射源需要大家注意。

* 如何预防甲状腺疾病

有甲状腺疾病的患者要在饮食方面多注意，尤其是甲状腺恶性肿瘤的患者。海产品，如海带、紫菜尽量不要多吃，要少摄入含碘的物质。美国曾做过调查，美国高碘地区的甲状腺肿瘤的发病率是中部低碘地区的2～3倍。因此要适当地摄入碘，过多地摄入对身体不利。

第四十五章

小疙瘩　大麻烦

讲解人：徐震纲
中国医学科学院肿瘤医院头颈外科主任、主任医师

* 什么是甲状腺癌的诱发因素?
* 什么是甲状腺疾病的排查手段?
* 自测甲状腺疾病有何手法?

在我们的咽喉要道上有一个长得类似于盾牌的器官，这个器官就是甲状腺。甲状腺一旦出现问题，严重的会危及生命。中国医学科学院肿瘤医院头颈外科主任、主任医师徐震纲，带您识破甲状腺疾病的伪装。

* 甲状腺癌转移至淋巴结后手术困难重重

张女士发现自己左侧脖子上长了一个黄豆大小的包，而且嗓子也开始发炎，说话很费劲。张女士认为这些可能都是上火引起的，所以就没去医院。但张女士脖子上的包越来越大，甚至压迫到了食道和呼吸道，开始出现吃东西难以下咽、呼吸困难等情况。这时候她才去医院检查，但检查结果让她慌了神——她竟然得了甲状腺肿瘤。做完肿瘤切除手术后，医生要求张女士每三个月复查一次。复查的时候发现，张女士甲状腺附近的淋巴结已经出现了癌细胞转移，如果不赶紧采取有效治疗，癌细胞很快就会扩散至全身，威胁她的生命。

专家提示

医生了解张女士的病情后，决定给她做淋巴结清扫术。颈部从上到下、从前到后，有很多血管和神经，把这些血管和神经都解剖出来以后，把周围有可能转移的淋巴和脂肪组织一起去掉，以根治可能出现转移的淋巴结，从而达到治愈的效果。因为手术切除的范围内有很多重要的神经和血管，所以手术需要非常仔细，一旦出现失误，会给患者带来永久的损伤。

* 甲状腺肿瘤发病率日益升高

甲状腺癌现如今发病率在全世界都有明显上升的趋势。10年前，甲状腺癌在全身各部位的癌当中排不到前十位。到2010年已经排在恶性肿瘤第六位。甲状腺肿瘤常发生在颈部正中位置，我国甲状腺癌发病率：男性0.8/10万～0.9/10万，女性2.0/10万～2.2/10万。

* 甲状腺结节并不一定是恶性的

甲状腺结节在全人口的比例是20%～30%，但是只有很少一部分是癌症，因为引起甲状腺结节的原因有很多。常见的有结节性甲状腺肿大、甲状腺腺瘤、甲状腺炎，这些疾病的表现有些地方像结节一样，但并不是说这些结节都是恶性的，毕竟甲状腺癌在甲状腺结节里面占的比例是很低的。

* 甲状腺癌治疗效果很好

绝大部分甲状腺癌的治疗效果都非常好，统计患者20年以上的生存率可以超过80%。因为甲状腺癌里面分若干种类型，有分化好的和分化差的，分化好的治疗效果非常好。分化差的治疗效果较差，但比例很低，在全部的甲状腺恶性肿瘤里占3%左右。所以，97%以上的治疗效果都非常好，全世界基本情况也是如此。

* 甲状腺术后要定期检测甲功以防药物性甲亢

医生为张女士进行了甲状腺周围淋巴结的清扫手术后，张女士十分注意自己的饮食起居，每天也按时服药。可就在去年，她突然出现了多汗的症状。再次复查的时候，她把这个情况告诉了医生，医生在检测了她的甲状腺素之后，发现她出现了甲亢。

专家提示

在服药过程中，服药剂量过量，会造成药物性的甲亢。药物性的甲亢，跟一般的甲亢感觉是一样的，出现如心慌、手抖、出汗等症状。所以应对甲状腺功能进行检测，然后根据目前的检测状况去调药，有的时候需要调高一点，有的时候需要调低一点。如果服药量一直维持很高的水平，就容易形成一些药物性甲亢的症状。

* 掌握合理术后复查时间　有效选择用药

刚做完手术后一个月要复查一次，这一次复查只查血，不做其他的检查，对于甲状腺的局部组织来说不需要做检查，持续时间一般要三个月。因为伤口的愈合过程要三个月的时间，如果检查得太早，有些淋巴结的反应增生，会造成一些假象，就会干扰诊断。所以一般安排在三个月以后复查。三个月以后再查的时候，同时还要查血，根据血液的情况再调药。一直调到正常的标准，使甲状腺素水平在正常的低线以下，才能有效抑制甲状腺的增生和肿瘤细胞的增生。

* 甲状腺癌的高危因素

张女士现在身体和正常人没什么两样，患病时那一脸的无奈早也是荡然无存，她每天开开心心地操持家务，不过她却一直有一个问题想不明白，那就是自己为什么会患上甲状腺肿瘤呢？还有就是为什么自己已经做完了甲状腺肿瘤的切除手术，没过三个月它还是出现了转移？

专家提示

甲状腺癌的发生，有很多的影响因素。

第一个因素，遗传，即有家族史。

第二个因素，比较确定的因素，实际上是电离辐射或者叫核辐射。尤其是在儿童时期，如果长期生活在核辐射的区域，也可能生活的环境里面，如有一些铀矿，或者有一些放射性同位素的矿区，相对也容易发生甲状腺癌。这是最主要的因素。

第三个因素，有可能是缺碘。因为甲状腺的代谢要靠碘，实际上碘的量过高或者过低，对甲状腺都不好。

第四个因素，雌激素。女性甲状腺癌的发生比例要远远高于男性。

根据研究，已经可以证实电离辐射和家族遗传因素是引起甲状腺肿瘤最常见的原因，而碘缺乏或者食用过量还有雌激素的影响，是否能引起甲状腺肿瘤，尚无定论。

* 关于碘的问题

实际上碘跟甲状腺是息息相关的，在食物当中或者在血液当中碘的含量，既不是越高越好，也不是越低越好，过高或过低都会给甲状腺造成疾病。现有研究认为，碘含量超标以后，可能会使甲状腺癌发生的概率升高。也有人做过一些调查，在一些高碘的地区，还长期食用碘盐，人口中甲状腺癌有一些升高的可能。但是在另一些地区，这些证据又没有被完全证实，所以缺碘或者是补碘过量，是不是和甲状腺癌的发生一定有关系，人们现在正在广泛地研究和关注。相信以后随着科学的进步，碘的缺乏或者是过量，跟甲状腺癌的发生是不是直接相关会有结论。

碘盐对于抗核辐射的作用非常有限，因为在血液当中的碘含量增高的时候，特别是在甲状腺的碘含量增高的时候，对抗辐射是有一定的作用的。但是碘盐里面的碘含量有限，要想抗辐射，可能要吃上百千克的碘，这些碘才能起到一点点微弱的作用，所以一般的碘盐起不到抗辐射的作用。

* 甲状腺肿瘤的筛查

根据资料显示，我国每年在筛查中有 15% ～ 20% 的人被发现有甲状腺结节，而且近年来有逐年增高的趋势。手术证明，单个结节 80% 为良性肿瘤，20% 为恶性肿瘤。单个结节的肿瘤发生率为 15. 6% ～ 28. 7%，而多发结节肿瘤的发生率，一般不到 10%。而且甲状腺肿瘤多见于女性，其发病率女性较男性高 4 倍，那我们应当怎样做到早期的预防和早期的发现呢？

对于甲状腺癌这部分肿瘤的筛查，最好的手段有两个：第一个是医生的手，因为医生比较有经验，在摸结节的过程当中，医生大体上就有一个判断，可以告诉患者这个结节是偏硬的还是偏软的，边缘是不是光滑的。第二个是超声的眼，超声可以穿透皮肤组织，深入到甲状腺的区域，根据这块区域反馈不同的回声，可以诊断发生了什么改变。如血流发生了改变，结节被膜穿破，里面就会有沙粒样的钙化，这样的钙化超过 70% 都是恶性的。所以医生在做完超声以后，会得出一个综合的评价，提示是不是恶性肿瘤，是否建议手术。有些可疑的情况下，建议做穿刺进一步诊断。

医生手摸以及通过超声检查，是甲状腺肿瘤筛查最好的两个手段。

* 甲状腺疾病的自我判断

第一，早上起来刷牙的时候，顺便可以照照镜子，两个手指相对贴近换气管两侧，做一个吞咽动作。如果要是觉得没有什么东西从手底滑过，一般没有问题。如果感觉出来有一个顶手的包块，顺着手滑过去，这时候常常是甲状腺有肿大的情况。这就提示可能要做进一步的检查，可能患有甲状腺炎、甲亢、甲状腺结节，甚至是甲状腺肿瘤。

第二，通过筛查，鼓励 35 岁以上的女性每年做一次体检，或者是单位做体检的时候，加做一个颈部的超声。在肿瘤筛查或者是体检的时候，做甲状腺的扫描诊断，这个诊断对于比较小的甲状腺结节、比较小的甲状腺癌病灶可以及时辨别出来，这样就能及时发现，从而获得及时的治疗。

第四十六章

致命的感冒

讲解人：王洁
北京大学肿瘤医院胸部肿瘤内一科主任、主任医师

* 肺癌离我们有多远？
* 鳞癌治疗效果由何决定？
* 如何发现早期肺癌？

看似感冒的常见症状背后有可能隐藏着致命的杀手，肺癌离我们有多远？局部晚期的肺癌能否治愈？哪些器官容易发生癌细胞的转移？出现癌细胞的转移又该如何应对？北京大学肿瘤医院胸部肿瘤内一科主任、主任医师王洁为您一一解答。

* 咳嗽、胸闷、憋气有可能是肺癌的表现

李先生81岁，平时一直坚持锻炼，身体很硬朗。2007年3月，他开始经常咳嗽、胸闷、憋气，一开始他以为自己是感冒了，但是服药两三天之后，这些症状并没有减轻，并且还常有全身无力和左侧胸部疼痛的情况，睡觉时只能仰着睡才舒服些。于是李先生赶紧来到医院。检查结果是肺癌。

专家提示

高龄老人出现跟既往咳嗽不同的持续咳嗽，且伴有气短、胸闷，通过胸部CT发现肺部有肿物，此时就要高

度警惕肺癌。之后再通过气管镜取组织判断是哪种癌，案例中的李先生最终被确诊患的是鳞癌。

* 肺癌形态学特点分两种

肺癌根据其形态学的特点分为小细胞肺癌和非小细胞肺癌。小细胞肺癌在中国占所有肺癌的15%，非小细胞肺癌占的比例大概在80%以上。非小细胞肺癌有很多类型，如腺癌、鳞癌、大细胞癌、混合细胞癌等，最常见的是腺癌和鳞癌。

* 肺癌诊断先定性后分期

确定是哪种癌后，就要进行分期。一般分两步：第一，确诊是否是癌。第二，确诊病变到了何种程度。检查中发现李先生没有远处的转移，但已经有局部的侵犯，所以他的情况是局部晚期。

* 鳞癌分期决定治疗效果

在经过全面的检查之后，医生发现李先生的病灶比刚刚被确诊为肺癌时增大了26%，并伴有癌细胞淋巴结转移，已经不能采取手术切除的办法进行治疗，情况十分危急，医生决定采取放化疗的方法来进行治疗。然而李先生在接受治疗的时候，提出了一个特别的要求，要求医生加大用药的剂量，希望得到彻底的治疗。

专家提示

鳞癌的特点是容易出现局部的侵犯，它的分期决定了治疗效果。患者认为加大用药剂量可以增加药效，本身就是一个误区。现在医疗用药的计量都是在临床研究数据下的最佳剂量，增多只能增加毒性，而不会增加疗效，减低到一定剂量也可能就没有效果。临床上得到的最佳剂量往往是一个范围，因此用药的剂量因人而异，一般会结合患者身体条件选择治疗剂量。针对李先生的情况，医生为他制订了先化疗再放疗的治疗方案。

* 化疗针对全身癌变病灶

放疗的目的是为了加强局部的控制，一些潜在的病灶可能辨别起来很难，但它的确存在。化疗不光是局部的控制，同时对远处的可能存在的小病灶也有作用。

* 晚期肺癌易出现转移

医生为李先生采取了允许范围内最大强度的治疗，放化疗期间他出现了很多严重的不良反应，但他都坚持了下来。在治疗结束进行检查的时候，李先生的病情已经有了明显的好转，肿大的淋巴结明显减小，肿块缩小了一半以上，这就证明李先生的病情已经得到了有效的控制。出院后的李先生身体恢复很好，可是就在 2009 年 2 月，他突然觉得自己的右腿有些疼痛，而且会酸酸地发麻，每天早上醒来这些症状就会减轻一些，但是一到了晚上又会加重，这不断的疼痛让他感觉十分痛苦，于是他忐忑地来到医院进行检查，得到的结果是他出现了肺癌的骨转移。

专家提示

化疗会引起骨髓的抑制，比如白细胞的降低、血小板的降低，在后期的药物治疗中，可能会出现一些恶心、呕吐，均属正常现象。由于李先生发现肺癌时就已经处于晚期，出现骨转移也并不意外，肺癌最容易转移的几个部位是脑、骨、肝脏、肾上腺等部位，所以治疗起效之后，也要做头部的核磁、骨扫描、腹部的B超以及腹部的CT，包括颈部的B超，因为这些部位是肺癌特别容易转移的部位。

* 早期发现肺癌治疗效果更佳

早期发现肺癌，尽早治疗，治愈后效果更好。从疾病的分期上讲，早期肺癌还有手术切除的可能性。另外，需要注意的是，胸部X线片并不能帮助我们发现早期肺癌，而低剂量螺CT可以帮助筛查早期肺癌并将对人体的伤害降到最低。

低剂量螺CT可以帮助筛查早期肺癌。

* 吸烟会增加肺癌的发病率

吸烟会产生怎样的危害，我们特意做了一个实验，首先在塑料瓶中灌满水，将一支烟插在瓶盖打好的孔中，并点燃，随后把瓶中的水放掉，这样水流产生的吸力，会使空气通过瓶盖孔处的香烟吸入瓶子，以此模拟人吸烟的过程，香烟燃尽后，在瓶口处放一张干净的湿纸巾，压出瓶中的空气，洁白的纸巾，很快就明显发黄。一支香烟就会产生如此多的有害物质。

鳞癌和小细胞肺癌与吸烟的关系是非常密切的，如果每天一包烟，连续吸20年，肺癌的发生率将会提高7～20倍。

第四十七章

爱“巢”保卫战

讲解人：吴令英
中国医学科学院肿瘤医院妇科主任、主任医师

* 卵巢癌早期有哪些症状？
* 卵巢癌如何确定手术切除范围？
* 与卵巢癌发生相关的三个因素是什么？

卵巢癌虽然发病率不是很高，但是死亡率却“遥遥领先”。尿频尿急，大便不畅，到底是谁在体内作怪？恶性肿瘤反反复复，难以治愈，我们如何能提早发现？卵巢癌腺癌跟卵巢癌是一个概念吗？中国医学科学院肿瘤医院妇科主任、主任医师吴令英大夫为您一一解答。

* 卵巢癌无典型特异性症状

2008年3月，54岁的薛女士发现，自己的身体出现了一些变化，那段时间她经常出现便秘，好几天都不上厕所，喝蜂蜜水、多吃蔬菜水果，效果也不好。而且她还出现了尿频、尿急的状况，一想上厕所，就得立即去，一会儿也不能耽误，为了找到自己身体变化的原因，她来到了医院，在做了B超检查之后，检查单上显示在她的左卵巢部位出现了8厘米大小的肿物，让她很难接受这个事实。

专家提示

卵巢由于处在盆腔比较深的位置，所以早期卵巢癌可能没有任何症状。但随着肿瘤的长大或转移到其他位置，就会出现腹水等一些相关的症状。如有人会感觉下腹部隐隐作痛或出现不适；一些人会出现尿频、尿急或者是消化不良的症状；有的患者还出现阴道不规则的出血。由于症状的特异性不是很高，在出现这些症状的情况下最好是去医院检查。值得注意的是，卵巢上出现的肿物，可能是囊肿、良性肿瘤、恶性肿瘤等多种病症，仅仅从体积上难以辨认肿物性质，只有通过病理检查才能确定病情。

出现下腹部的不适、隐痛、尿频、尿急、消化不良的症状或者阴道有不规则的出血，有可能是卵巢癌，应尽早去医院检查。

* 快速病理检查确定手术切除范围

几天后，薛女士被推进了手术室，手术当中，医生给她做了一个快速的病理检查。检查结果很快出来了，这次手术不仅需要切除薛女士体内的肿瘤，还得把薛女士身上的卵巢、附件和子宫全部都切除。7 天过去了，病理报告单让这家人的心又一次悬了起来，医生告诉他们，薛女士确诊患了卵巢癌腺癌，已经是三期了。

专家提示

卵巢癌腺癌光凭眼睛是很难判断的，因此手术中的快速病理检查至关重要。如果确诊是恶性的，就需要把卵巢、转移的肿瘤甚至淋巴结清除。显微镜快速切片检查，可以在半个小时甚至更短的时间内把病理组织看清楚，这个检查对进一步的治疗有指导作用。但是由于受速度和检查手段的影响，准确率很难达到 100%，所以还要结合一周之后的病理结果来准确判断。卵巢癌腺癌分为僵硬性腺癌、黏液性腺癌、癌肉瘤。癌的治疗效果主要与腺癌的早期和晚期有关，早期的治愈率很高，中晚期腺癌的预后并不理想。

* 晚期卵巢癌易复发

2010年3月，在距离上次手术两年之后，薛女士总感觉自己的右腹部出现了小肿块。她怀疑是癌症复发了，赶紧去医院做了一个肿瘤标记物的检查，结果显示她的CA125数值特别低，应该是没有发生卵巢癌的复发，但是薛女士还是不放心，医生又给她做了一次B超检查之后，告诉她，她的腹腔内出现了新的肿块。

专家提示

复发是恶性肿瘤的一个特点，即使把原发的器官都拿走，肿瘤也可能已发生了转移，可以表现在身体的任何其他部位上。可能是盆腔、腹腔的扩散，可能通过血液转移到更远的部位，甚至可转移到肝、脑、骨头。而所谓的复发就是在原发部位再次出现病变。

* 肿瘤标记物难以判断肿瘤的发生

肿瘤筛查中一部分患者会出现CA125升高，对于复发的患者来说，一部分患者可能会出现一般的检查手段检查不出来的病灶，但是CA125也会升高。还有一部分患者出现了肿瘤，但是CA125却并不升高。所以不能单凭肿瘤标记物来诊断，它只是一种辅助筛查手段。

肿瘤标记物CA125只是作为肿瘤判断的一个依据，如果数值升高，有可能与多种妇科炎症、良性肿瘤、恶性肿瘤相关，数据和肿瘤发生之间并没有必然联系。

* 和卵巢癌发生相关的三个因素

卵巢癌目前的致病原因不明确，只有一些相关因素。第一，环境因素，有研究发现，在工业化程度比较高的、比较富裕的地方，卵巢癌的发生率高；经济相对不发达的地区，卵巢癌发生率反而低。第二，饮食因素，高脂肪、高胆固醇、高钙，摄入钙不足、低维生素的摄入发病率会相对较高。第三，遗传因素，大概 5% ～ 10% 的患者患病原因是与遗传相关的。如直系女性亲属中有患卵巢癌和乳腺癌的，相对发病的风险也会高一些。

虽然卵巢癌的致病原因不清楚，但是研究发现，工业化程度高、高胆固醇饮食、家族遗传、女性40岁以上，都会增加患上卵巢癌的风险，建议大家合理饮食，关注自身健康。

第四十八章

中医与肿瘤康复

讲解人：李萍萍
北京大学肿瘤医院中西医结合科主任医师、北京癌症康复会会长

* 中医能否有效减轻化疗副作用？
* 肿瘤患者如何调理补养？
* 中医辅助治疗肿瘤效果怎样？
* 如何选择药膳？
* 单纯素食和排毒治癌是否科学？

肿瘤治疗在消除癌细胞的同时，也对身体造成了巨大的损害，而中医对肿瘤患者调养恢复有十分重要的作用。中医中药在肿瘤的治疗康复中到底有哪些功效？中医的治疗中又有哪些误区？如何正确地调理补养？北京大学肿瘤医院中西医结合科主任医师、北京癌症康复会会长李萍萍为您解答。

* 中医在肿瘤治疗康复中的三大作用

中医在肿瘤治疗康复中有三个作用。第一，提高疗效。并不是单纯地依靠中药，而是中西医结合才能提高疗效。在化疗中配合中医中药，对非小细胞肺癌、胃癌，还有其他的肿瘤能够提高疗效，而且对患者的生存有益处。第二，提高生存质量。患者在肿瘤治疗中会产生很多不适的症状，如疲乏、睡眠不佳和饮食不好。这些症

状都严重影响肿瘤患者的生存质量。通过中西医结合的方法进行调理，能够改善症状。第三，减轻化疗的副作用。很多人畏惧化疗，害怕严重的副作用，这种心理状态影响患者坚持治疗，中西医结合治疗，可以有效减轻化疗的副作用。

* 中医中药能减轻化疗的副作用

肿瘤患者在化疗中，常见的副作用有肠胃反应、脱发、低血象等。其中，胃肠反应，厌食、恶心最常见。虽然患者化疗后会使用止吐药，但仍然没有食欲，并且止吐药往往会造成便秘。另外，化疗药对骨髓有一定的抑制作用，导致白细胞减少、抵抗力下降。因此，化疗以后头发掉得很厉害，血象低。

若患者在治疗过程中有轻度恶心，服用中药可以使患者有明显的改善；中重度恶心，服用西药的同时可以加一些中药，从而减轻患者的胃肠反应。生姜、藿香、玫瑰花，都能减轻恶心程度，同时也有助于开胃。生姜可以促进胃部血液循环，促进胃液的分泌，帮助消化。如果出现恶心、呕吐、不思饮食等症状，可以用以下方法来改善。

方法一：将藿香、玫瑰花和生姜片用开水冲泡，饭前服用。

方法二：将鲜姜榨汁与蜂蜜调和在一起，比例为6：4，每天饭前饮用。

对于脱发的人来说，可以经常吃些黑芝麻、何首乌、枸杞子。由于化疗药对头发的伤害比较严重，吃些补发的食物可能无法做到不脱发，但是它能够减轻脱发的程度，有助于头发的恢复。可以把黑芝麻和核桃仁、花生仁、化疗的副作用是胃肠反应、脱发和血象低。生姜、藿香、玫瑰花能减轻恶心程度，有助开胃；黑芝麻、何首乌、枸杞子能够减少脱发程度，有助于头发的恢复。把黑芝麻和核桃仁、花生仁、大枣煮熟，和阿胶一块熬成膏，每天服用，既有生发的作用，又有生血作用。

大枣煮熟和阿胶一块熬成膏，每天服用，既有生发作用，又有生血作用。

药物对毛囊损伤进行修复需要有一个过程，医治可能不会很快见效。另外，将生姜直接涂抹在脱发的部位，可以加快局部血液循环，对生发也有一定的帮助。用熬大枣的水将阿胶用微火溶化，每天服用，对提高血细胞、增强抵抗力有帮助。

* 肿瘤患者康复中心误区

1. 误区一：大量进食木耳和银耳

吴阿姨是一位肺癌患者，手术后身体恢复得很好。她听说银耳可以润肺止咳，是可以入药的营养食品，于是她就天天吃银耳。就这样，没过多久，吴阿姨经常发生腹泻，甚至吃止泻药也不管用，这到底是怎么回事呢？

专家提示

经常食用木耳和银耳，可增强免疫力，但是食用一定要适量，脾胃虚弱者若大量食用会引起腹泻。胰腺癌的患者往往消化功能不好，油腻的、高蛋白的食物会对胃肠造成负担。

银耳是一种菌类，具有润肺止咳的作用，可以增加身体的抵抗力，但大量食用银耳易造成腹泻。银耳本身有润肠的作用，有些老年人便秘的时候，会用银耳加上蜂蜜来润肠。另外，木耳和银耳营养价值都很高，但银耳有滋阴润肺的作用，木耳却没有。两者都有通便的作用，这方面木耳比银耳的效果更强。因此，经常食用木耳和银耳虽可增强免疫力，但是食用一定要适量，脾胃虚弱者若大量食用容易引起腹泻。

2. 误区二：营养补得越多越好

张先生是一位胰腺癌的患者，由于消化功能不好，总是腹泻，妻子看在眼里疼在心里，营养跟不上，身体老那么虚弱，该怎么办？于是妻子天天给丈夫熬鸡汤、肉汤，可是张先生吃了几天，不但精气神没见好转，腹泻的症状反而更加严重了，这是怎么回事呢？

专家提示

胰腺癌的患者往往消化功能不好。在治疗过程中，容易出现腹胀、腹泻的症状，家属很着急，为了给张先生补养得好一些，让他身体强壮一些，就给他吃鸡汤、肉汤等补充。但是这样做反而加重了腹泻，由于消化功能不好，油腻的、高蛋白的食物实际上会对胃肠造成负担。这时可以选择喝粥，因为粥在中医的药膳和食补中是非常重要的，粥有开脾胃、生津液、补肠胃的作用，尤其是肠胃功能不好的人，常喝粥能够帮助恢复胃气。粥里可适当加入肉末、虾仁或青菜等补充营养。

3. 误区三：单纯素食可以饿死癌细胞

单纯素食不能饿死癌细胞，并且单纯素食不科学。如果长期只吃素食，就会导致人体蛋白质摄入量不足，蛋白质、碳水化合物还有脂肪的比例失调，容易造成贫血、记忆力下降、抗感染能力下降、身体免疫力下降。单纯的素食，也可能导致多种维生素的缺乏。

4. 误区四：排毒治癌

排毒治癌症也是误区。依靠排毒、腹泻不能把癌细胞通过泻的方法排出。相反，长期腹泻会造成营养不良、身体消瘦，让身体失去抗病的基础，最后可能连治疗疾病的“本钱”都会丢掉。

* 中医调理腹泻

食物本身有寒、热、温、凉的属性，人的体质也有寒、热、虚、实之分。根据不同的体质，调理腹泻的食品也不同。

干姜、肉桂、茴香是偏温、偏热的食材，适合寒性的患者。四肢冰凉、怕冷，特别是肚子怕着凉的人往往为阳虚体寒，这类人平时在做菜的时候可以放一些肉桂、干姜、小茴香这些偏温热的食物进行调理。苦丁茶、黄连、黄柏有清热解毒的作用。腹泻从中医辨证讲也有寒、热之分，黄连清热解毒，它入心、肝、肺、大肠经，同时还有涩肠止泻的作用，对痢疾肠炎造成的腹泻有很好的疗效。苦丁茶有清热的作用，改变剂量，可以对调理胃肠、腹泻、便秘的患者有帮助。大便有明显的臭味，舌苔发黄是体内有热的特征，这类人平时可以适当吃些苦瓜、喝点苦丁茶等清热的苦味食物进行调理。如果肚子总是隐隐地疼，并喜欢按着肚子，这往往是体虚的表现。虚证的人平时应该适当吃点儿对恢复肠胃功能很有帮助的如山药和大枣这类健脾补虚的食物。如果舌苔厚重、大便干燥、不喜欢甚至害怕按肚子，这往往是实证的表现，这类人平时可以适当吃点儿大黄、槟榔这些清热解毒的中药来调理。但是不要经常在嘴里咀嚼槟榔，这样会刺激口腔黏膜，增加患口腔癌的风险。脾胃虚弱的患者往往容易劳累、疲乏，舌苔比较淡，体力跟不上。脾胃虚弱者在饮食上要少食多餐，用山药、大枣、莲子、糯米熬粥，对恢复胃气大有帮助。

虚寒体质的患者怕冷，手脚总是冰凉的，适宜喝偏温、偏热的羊肉姜丝粥和小米人参粥来调养；内热体质的人往往口干、口臭、大便干燥，这类人一定要查明情况，改变饮食习惯，少吃肉，多吃苦瓜、芦荟这类清内热的食物，还可以用竹叶熬水喝。

* 中医调理失眠

自从被查出患有肿瘤之后，吴阿姨感觉天都快要塌下来，惶惶不可终日，每天都睡不好觉，而且失眠的状况一天比一天严重。

专家提示

焦虑，是肿瘤患者易失眠的主要原因。担心肿瘤的治疗和预后可能出现非常痛苦的症状，这些都会引起焦虑。再有从中医来讲，失眠的原因还有血虚，血虚就是患者体质比较弱，特别是化疗之后血象低，容易引起失眠，因此，要根据不同的原因进行调理。由于焦虑引起的失眠症状，可以采取泡脚、埋耳针、按摩位于手腕横纹上三指的内关穴来缓解；血虚引起的失眠可适量食用当归、阿胶、大枣来进行调养。

* 中医的药膳与忌口

服用药膳要因人而异。任何一种食补、药补，都要根据患者自身的情况使用，不能盲目地乱用，也不能大量的服用。适量才能起到药膳的作用，否则就得不偿失，反而给身体带来不适。推荐两种粥类的药膳，药能够借助粥的力量发挥作用。

（1）补气养血粥：在水中加入大枣、枸杞、桂圆与大米一起熬成粥。此粥可以补气养血，使肤色红润，改善睡眠，对心悸失眠、面色不好、血虚的人有帮助。

（2）补气健脾八宝粥：在水中加入山药、大枣、莲子、扁豆、黄芪与米一起熬成粥。此粥可以补气、助消化，尤其适合气虚体弱的人食用。推荐食欲不振、腹泻的人食用。

从中医角度来讲，忌口要因人而异、因病而异、因治疗方法而异。忌口要因人而异，如脾胃虚寒的患者容易拉肚子，梨、西瓜等偏凉的食品就要少吃；内热的服用药膳要因人而异，不能盲目乱用，肿瘤患者也需要忌口，但不能一概而论，要因人而异、因病而异、因治疗方法而异。

患者，应该注意不要食用羊肉、黄鳝、辣椒等偏热的食品。忌口要因病而异，如食道癌的患者要避免食用煎炸的、硬的食品，过热的饮料，过多的酒精；肝癌患者容易出血，要避免吃硬的、含酒精的、油炸的东西；激素是诱发乳腺癌的原因之一，像人参、鲜王浆等含有雌激素的活性食品，要少吃或不吃。忌口要因治疗方法而异，如患者体质比较虚，因此用人参来补气，萝卜是通气和下气的食物，此时要是吃萝卜，就会和用药治疗的目的相反。但不是绝对不能吃萝卜，而是用药时不要食用。

第四十九章

降服癌中之王

讲解人：夏廷毅
中国人民解放军空军总医院肿瘤医院院长、肿瘤放疗科主任、主任医师

* 胃病久治不好与胰腺癌有何关联？
* 治疗胰腺癌有何方法？
* 放射治疗胰腺癌效果如何？

严重的胃疼久治不愈，到底是何原因？传说中的癌中之王，如何及早发现将它降服？中国人民解放军空军总医院肿瘤医院院长、肿瘤放疗科主任、主任医师夏廷毅教授为您一一解答。

* 胃病久治不好需警惕

2001 年 8 月 5 日，38 岁的姜先生正在地里干活，突然间胃部剧烈疼痛，豆大的汗珠从他额头上冒了出来，家人赶忙把他扶回了家里休息，还特意买了胃药给他，服过药后才稍稍减轻了疼痛。可是随后几天，胃疼发作的次数越来越多，姜先生心中疑惑，虽然以前也出现过胃疼的毛病，但一般很快就能好，为什么这次胃疼得这么严重呢？姜先生家祖辈是农民，面朝黄土背朝天，没在意过自己的肤色，可一次洗完澡后，老伴发现他身上的皮肤有点发黄，还笑话他是被太阳给晒黄的。可是接下来的几天里，姜先生的皮肤是越来越黄，就连眼珠都

变黄了，这一下可把老伴给吓坏了，赶紧拉着他来到了附近的医院，医生一看觉得这不是一般的黄疸，于是给他做了彩超检查。医生发现，姜先生胰腺的腺头部位竟长出了肿块，而这些肿块就是导致黄疸的主要原因。

专家提示

黄疸，也叫皮肤、巩膜黄染，是因为胆汁通过胆囊、肝脏排泄到十二指肠，而肿块的部位使胆管和胰管的交汇处堵塞，所以胆汁不能正常从胆总管排泄到十二指肠帮助消化，反流到肝脏里，进入血液循环，血液循环里胆红素是一种黄颜色的色素，它一增高，全身皮肤、巩膜就会呈现黄色。正常人体一旦出现黄疸大致有三种情况：第一种是胰头占位，叫作梗阻性黄疸。即胆总管下段出现梗阻，肿瘤的可能性比较大。第二种是胆石症，石头掉到胆总管堵住了，可以引起黄疸。第三种是胆囊炎，还有胆管炎，胆管化脓发炎，出现大量的细菌，分泌大量液体，造成胆总管堵塞、水肿，出现梗阻性黄疸。肿瘤性黄疸的特点是无痛，黄疸来得很突然，没有症状。胆管炎有三大症状，名叫夏科氏三联征，即腹痛、发烧、黄疸。如果出现了黄疸，要先看有没有腹痛、发烧这两种症状并存，如果并存说明是胆石症或者是胆管炎，如果只出现黄疸而没有别的症状，就可能是肿瘤性黄疸，此时就要高度注意了。

如果出现了黄疸，要先看有没有腹痛、发烧这两种症状并存，如果并存说明是胆石症或者是胆管炎，如果只出现黄疸而没有别的症状，就可能是肿瘤性黄疸，此时就要引起高度注意了。

* 治疗胰腺癌有多种方法

通过核磁共振等进一步的检查，医生确诊姜先生胰腺上的肿瘤属于恶性肿瘤，也就是说他患了胰腺癌，这是一种非常凶险的疾病，只有 10% ~ 15% 的患者有手术切除的机会，其中能根治者仅为5%～7.5%，即200个胰腺癌患者里能治好的只有1～2个，死亡率之高，让它有了“癌中之王”的称号。所以即使能手术治疗，也不见得治得好，医生让姜先生好好地考虑一下，听了这些话，姜先生的心里七上八下，想想自己经营了多年的家庭，他还是决定试一下。但是医生打开了他的腹腔以后发现，癌细胞已经侵占了胰腺附近的大血管，手术根本是无从下刀，医生告诉他手术无法切除他的肿瘤。

专家提示

手术切除病灶是一种常见又有效果的办法，特别是病灶位置在浅表，容易切除且不伤害周围器官的情况下更适合进行手术切除。但胰腺的解剖结构非常复杂，第一是它的位置很深，第二是它的周围有很多重要的器官围绕，第三是它的后面有大量的血管通行，而且很多是致命性的大血管。如果癌细胞已经发生浸润，就要寻找其他的治疗办法。

手术切除病灶是一种很常见又很有效果的办法，特别是病灶位置浅表，容易切除且不伤害周围器官的情况下更适合进行手术切除，但像胰腺癌这样位置深且周围情况复杂的病症，就要寻找其他的治疗办法了。

* 放射治疗轻松治好胰腺癌

2001年10月，姜先生抱着一丝求生的希望又一次来到了医生的办公室，在看完了姜先生手里的检查结果后，医生告诉他，可以通过放疗的方法进行治疗，即通过高能量的放射线照射长在胰头上的肿瘤，来杀死癌细胞，又不会伤害到周围的大血管等组织，这样既不会在他的身体上留下疤痕，也不会有手术的风险，医生还根据姜先生的身体素质，以及他肿瘤的位置、大小，为他制订了为期3周的放疗方案。2001年11月，放疗结束了，在后来的例行检查当中，医生告诉姜先生，他体内的癌细胞不再增长了，而且已经全部发生了钙化，意味着他的癌细胞已经都被杀死了，直到现在姜先生每年的体检都显示，他很健康，他的癌症再也没有复发过。

专家提示

放疗是专为治疗癌症诞生的医疗手段，常规放疗时代的技术非常落后，疗效低，副作用大，所以一直以外科手术为主导。现在的放疗技术疗效高、副作用小，技术已经有很大的提升，高剂量短疗程的新模式可以对肿瘤实施摧毁性打击。

* 预防胰腺癌要做定期专项检查

高脂饮食、肥胖都是导致胰腺癌的高危因素，胰腺炎的慢性刺激也容易诱发胰腺癌。

胰腺癌单凭症状很难早期发现，长期有胃肠不适、上腹部饱胀不适症状的人，要做专项检查。

第五十章

杀死癌症的“无影手”

讲解人：夏廷毅
中国人民解放军空军总医院肿瘤医院院长、肿瘤放疗科主任、主任医师

* 结肠癌典型表现有哪“三变”？
* 结肠癌便血和痔疮有区别吗？
* 治疗癌症有何方法？

意外便血，原来是恶疾缠身，配合医生，积极治疗，没想到厄运再次降临，面对高发的肿瘤，我们该如何早知道？癌症一再找上门来，又该如何摆脱死神的威胁？不同年龄段该如何提早发现自己体内的隐患？中国人民解放军空军总医院肿瘤医院院长、肿瘤放疗科主任、主任医师夏廷毅为您一一解答。

* 结肠癌典型表现有“三变”

10 年前，54 岁的邵先生是村里的养殖能手，为了供养 3 个上大学的孩子，邵先生没日没夜地干活，可是这一切都在 2001 年 8 月的一天改变了。这天邵先生从厕所出来脸色就变了，他告诉老伴，自己便血了，止都止不住，于是他赶紧来到了医院，又是打针，又是吃药，终于把血给止住了，医生诊断的结果是肛门圈破裂，没什么大毛病，回家休息几天就行。但是邵先生回到家中没几天，又出现了大量便血的情况，家里人都觉得这病不像医生说的那么

左下腹出现肿瘤症状比较典型，大便变形，大便变细，还有便血。如果肿瘤出现在右腹或者上腹就不易被发现。

简单，最终检查发现邵先生患上了结肠癌。

专家提示

结肠的肠管很长，整个肠管长度约为1.5米。由于结肠癌发生的位置不同，肿块大小不一，所以症状也不尽相同。左下腹部出现的肿块常常有三种表现，称为“三变”，即大便变形、大便变细、便血。如果在右腹部或者上腹部，一般不会有这些症状，不易被发现，出现肠梗阻的情况时才被发现，发现时往往肿块已经长得很大了。

* 结肠癌便血和痔疮有区别

痔疮便血，是因为痔疮在肛门口附近，常常是大便开始就伴有鲜血出现，而且便血量较大。结肠癌的便血量相比痔疮要小，而且颜色要淡，常常在大便当中混合便血。

* 治疗癌症的三种方法

医生告诉邵先生，结肠癌并不会致命，只要及时治疗就能避免它的扩散，5年内，都没什么问题，医生的这席话让邵先生一颗悬着的心稍稍放了下来，也燃起了邵先生做治疗的信心。2001年9月，邵先生被推进了手术室，医生利用外科手术的方法，切除了他结肠上的癌症病灶。那么邵先生的癌症是不是就这么治好了呢？

专家提示

手术虽然把结肠肿瘤切掉了，但是手术后并不代表癌症被治愈。因为癌症的一大特点，就是容易发生转移。如果发现得不及时，癌细胞浸润得比较深，甚至已经在手术时发生了潜在的转移，就会使得手术后不能避免再次复发。所以术后一般还会配合化疗和放疗。

手术虽然可以把癌变病灶切除，但手术后并不代表痊愈，一般还要结合化疗和放疗治疗。

放射治疗利用高度聚焦的能量，把细胞里面的一种遗传物质破坏掉，使癌变细胞失去繁殖能力。癌细胞有三大特点：一是无限增殖；二是浸润，往周边扩散，像树根一样爬着长；三是“跑”，也称为转移。手术治疗并非对任何部位的肿瘤都有效，有些部位解剖复杂或病变位置很深、手术有难度时，就可以采用放射治疗。

化疗是一种广泛性杀伤癌细胞的治疗方法，通过口服或者注射输入到体内。化疗针对性不强，它在杀死癌细胞的同时，也会杀死正常细胞，所以不少人在化疗期间，都存在身体虚弱、恶心、呕吐、脱发的症状。目前来讲，化疗是相对癌症晚期的一种常用治疗方法。

* 杀死孤立病灶是放疗的优势

从 2001 年 9 月开始，邵先生就进入了漫长的化疗期，不过幸运的是，他的化疗并没有那么痛苦，家人为了给邵先生补身子，没少给他买营养品，在化疗期间，除了一些轻微的恶心、呕吐、掉头发的症状以外，邵先生的日子过得还算舒服，而且医生的检查结果一直都很好，并没有发现新的癌细胞。但两年后的一次体检，事情又一次发生了逆转。2003 年 8 月身体检查的时候，医生告诉邵先生，在他的肺部出现了占位，很有可能是癌细胞转移到了肺部，在等待医生确诊的时间里，邵先生的心里七上八下，自己最近经常咳嗽，而且一说话就会胸疼，难道是自己又出现了别的疾病？检查的结果很快出来了，是结肠癌肺转移，邵先生的心一下子凉了，为什么化疗了 2 年多，癌症还是出现了转移呢？

专家提示

邵先生之所以化疗期间身体受药物影响小，与他有一个良好的心态、积极配合医生治疗、生活有规律、营养充足有很大的关系，对于化疗的患者来说，这些都是护理身体的正确做法。但由于邵先生发现结肠癌时已经是中期，所以还是出现了转移。不过由于癌细胞在体内的生存条件是非常差的，所以出现转移时也不用过分担心。杀死孤立病灶是放疗的优势，此时就可用放疗的方式杀死肺部的孤立癌细胞。

* 腔道器官肿瘤不适合做放疗

2003年9月，邵先生开始接受伽马刀放疗，每隔1天，他都要到医院接受半个小时的放疗。就这样坚持了两个多月，等再次检查身体的时候，医生告诉他，他体内的恶性肿瘤不再发展了，后来每年的体检都显示，他的身体已经恢复了健康，现在邵先生每天一大早就起床买菜做饭，送小孙女上学，到了晚上孩子们都回家吃饭，一家人其乐融融。

专家提示

胃和肠都属于腔道器官，肿瘤和正常的组织混合存在，放疗有可能会将正常组织一起烧穿，造成严重的后果。肝脏、肺、脑、骨头是最容易发生转移的器官，不同种类的癌容易发生转移的器官也不同，大肠癌最容易转移到肝脏和肺；前列腺癌最容易转移到骨头。专家提醒，手术切除肿瘤之后的患者，要定期检查这些重点部位有没有发生转移。

肝脏、肺、脑、骨头是最容易发生转移的器官，所以在手术切除肿瘤之后的患者，要定期检查这些重点部位有没有发生转移。

第五十一章

“放”走的癌症

讲解人：易俊林
中国医学科学院肿瘤医院放射治疗科主任医师

* 鼻咽癌治疗为何首选放射治疗？
* 鼻咽癌临床的“三大症状”、“七大体征”是什么？
* 腌制食品真的是导致鼻咽癌的直接因素吗？

鼻咽癌是我国最常见的恶性肿瘤之一。鼻咽癌有哪些症状？影响鼻咽癌的因素究竟是什么？如何治疗鼻咽癌？中国医学科学院肿瘤医院放射治疗科主任医师易俊林为您解答。

* 鼻咽癌的特点

鼻咽癌可以说是有中国特色的疾病，它最早被称为“广东瘤”，在广东、广西一带最多见。此外，湖南、湖北、江西、福建、中国香港地区、东南亚地区（如新加坡）都是鼻咽癌的高发区。在高发区内，每 10 万人中有 30 ～ 40 个人患有鼻咽癌，发病率很高。有的肿瘤的恶性度特别高，治疗效果不好，鼻咽癌相对恶性程度较低，预后也比较好。在治疗鼻咽癌方面，我国水平与国际水平旗鼓相当，因为它毕竟在中国多见，所以中国的医生治疗鼻咽癌是最有经验的，治疗效果也是较好的。另外，比较早期的鼻咽癌患者五年的生存率在 95% 以上。就算是比较晚期的患者，五年生存率也能够达到 80% 左右，这在所有的肿瘤中算是比较好的结果。

* 鼻咽癌的治疗

鼻咽癌的治疗首选放疗，手术切除风险巨大，容易损伤脑部，且鼻咽癌对放化疗比较敏感，治疗效果良好。鼻咽癌易转移到淋巴结、肝脏和骨头，需定期做B超和X线摄影。

对于肿瘤来讲，人们的想法都是能够尽早地或者完全地把肿瘤从身体里边拿出去，即做手术，认为切除的效果是最理想的。但是对于鼻咽癌来讲，首选不是手术，而是放疗，主要原因是鼻咽癌的肿瘤位置一般非常深。另外，肿瘤的生长方式是往周围侵犯，会侵犯很多重要的结构。头部是人体最重要的部位，它的功能是非常精细的。如果要做手术把肿瘤切掉，就会损伤很多功能。另外，手术受到脑部结构的限制，不太容易把肿瘤切除干净。鼻咽癌还有一个特点，它容易向颈部淋巴结转移，通常很多鼻咽癌患者都是因为脖子上长了包块才到医院检查发现的。这时，鼻咽癌转移的淋巴结已经很多。如果要做手术，就要对整个颈部做清扫，双侧都需要清扫，对人体的损伤非常大。鼻咽癌对于放疗、化疗非常敏感，治疗效果也很好。鼻咽癌最常转移的地方是淋巴结、肝脏和骨，所以鼻咽癌患者在治疗后，需要定期复查，做B超和X线摄影。

* 鼻咽癌的症状

鼻咽癌的临床表现为三大症状和七大体征。

三大症状是鼻咽部症状、颈部淋巴结症状和侵犯神经导致的症状。

七大体征是指鼻塞、涕中带血、头痛、脸麻、复视、听力下降以及颈部长包，具体如下：①鼻阻和鼻塞。②鼻涕带血医学上称为涕中带血或回涕带血，是最常见的鼻咽癌的症状。早上起来的时候，吸一下鼻腔吐痰，痰里面带点血丝。与有些老年人慢性支气管炎导致的，咳嗽吐出痰里面带血不同，所谓“回涕带血”是往里面吸，吐出痰带血。因为鼻子和咽是相通的，吸进去，肿瘤的血管破裂以后就会渗血，接着反映在痰里面带点血丝。③头痛是一个比较晚的症状，是鼻咽癌转移破坏骨头或者破坏脑部神经导致的。④视力下降或复视是癌细胞转移到颅内，影响视神经，使视力出现问题。⑤脸麻，是颅神经受损伤的情况，也是重要的体征。⑥听力下降或耳鸣。⑦颈部包块，也是最常见的症状，可能是颈部淋巴结转移。

* 鼻咽癌的病因

鼻咽癌的病因，一般认为有三个影响因素。第一，地区聚集性，我国南方是鼻咽癌的高发区，与地域有关系。第二，家族倾向性，遗传因素目前并没有明确，父母或上一辈的亲戚有鼻咽癌，患鼻咽癌的概率就会增高。第三，环境因素，比如EB病毒的感染，但它不是直接原因，不是所有感染EB病毒的人都会患鼻咽癌，但是患鼻咽癌的患者，90%多的患者群都能够查到EB病毒的感染。特别需要注意的是，饮食的关系也算是环境因素的一种，中国香港是鼻咽癌非常高发的地区。20世纪50～60年代的香港人都吃咸鱼、腌菜，腌制的食品里面含有亚硝酸盐，亚硝酸盐是一个很强的致癌物质，不单是鼻咽癌的致病因素，也是导致食管癌的一个直接因素。

鼻咽癌的影响因素有三个方面，地区聚集性、家族倾向性和一些环境因素。腌制食品含亚硝酸盐很高，亚硝酸盐是很强的致癌物质，是鼻咽癌的致病因素之一。

第五十二章

逃离乳腺癌的魔爪

讲解人：张频、王翔

张　频　中国医学科学院肿瘤医院内科主任医师

王　翔　中国医学科学院肿瘤医院乳腺外科主任、主任医师

* 乳腺癌何时治疗效果好？
* 乳腺癌手术后需要乳房整容吗？
* 长期激素作用是明确的致病因素吗？

根据 2011 年卫生与人群健康状况报告显示，北京市居民恶性肿瘤的排序上，乳腺癌已经跻身前六位了，发病率也逐年上升，从 2001 年的 31.88/10 万，上升至 61.66/10 万，增长了 1 倍还多，所以乳腺癌筛查显得尤为重要。那怎样才能早期发现乳腺癌的蛛丝马迹呢？乳腺癌的致病因素有哪些？又该如何治疗呢？中国医学科学院肿瘤医院内科主任医师张频和乳腺外科主任、主任医师王翔为您解答。

* 乳腺癌的种类

年近古稀的杨女士一直热衷于台球运动。不过在 1987 年的一天，当时 40 多岁的杨女士刚打完台球，就觉得胸部隐隐作痛，很不舒服。这让她突然有一种不祥的预感。她赶紧来到医院，医生为她做完一系列的检查后，给出了一个诊断，杨女士患上了乳腺癌。这个结果让她的大脑一片空白。她感觉一旦患上了癌症就如同被判了

死刑一样，对于当时40多岁的杨女士来说，正是上有老下有小的年纪。如果自己不在了，她不能想象这一家老小该怎么办。

专家提示

乳腺癌分为两类：第一类，乳腺癌通常都是浸润性的，即是浸润性导管癌或者浸润性小叶癌。第二类，原位癌，称为小叶或者导管内癌，属于非常早期的乳腺癌，通过单纯的手术治疗就可以治愈。杨女士当时患的是浸润性乳腺癌。乳腺癌只要及时治疗，预后效果就会很好。在众多癌症里面，乳腺癌的治疗效果非常好，如果能够早期发现，及时得到有效的治疗，大多数的患者能够长期生存。虽然杨女士患了乳腺癌，但她发现比较早，及早得到了有效的治疗，另外患病后杨女士非常乐观。早发现、早治疗，同时保持积极乐观的心态，这些都是能够战胜疾病使患者生活质量提高非常重要的因素。

* 乳腺癌的手术治疗

杨女士当时的肿瘤，已经有红枣般大小了，最好的治疗方式是通过手术，将肿瘤切除。这样才能阻止癌细胞浸润和扩散，否则癌症会转移扩散到全身，此时就会危及生命了。20年前，乳腺癌手术一般是要进行全乳的切除。而当时为杨女士主刀的医生却提出了一个新的手术方案，保乳手术。1990年3月13日，经过3个小时的手术，杨女士乳腺中的肿瘤被彻底地切除掉了，而且医生为她进行了淋巴结的清扫，预防癌细胞转移到淋巴结。术后，杨女士又住进了内科病房，因为手术后，并非万事大吉，她还需要接受内科进一步的观察和治疗。

乳腺癌手术后的患者为了预防肿瘤的复发，一般会进行5～6周的放疗，并且根据对患者术后的检查，选择相应的药物治疗，来巩固手术成果，防止乳腺癌的复发。

专家提示

在20年前，如果患了乳腺癌，一般的观念是要进行全乳切除。杨女士的肿瘤不大，大概2厘米，可以考虑做保留乳腺的手术，即保乳手术。保乳手术在我国20世纪80年代末才开始应用，主要适用于乳腺肿瘤不超过3厘米且肿块比较集中的患者。为了预防复发，内、外科要联合治疗。乳腺癌患者需要长期接受局部的放疗。手术中肿瘤已经被切干净了，病理检测也没有问题，但为了降低它局部再复发的概率，通常会接受术后的放疗，一般5～6周。放射治疗结束后，再根据患者的病理情况，决定是否吃内分泌药物或是否做化疗。杨女士当时病情属于早期，淋巴结没有转移，肿瘤不大，综合考虑可以不接受化疗。内分泌治疗根据激素受体检测决定，如果受体是阳性，就可以进行，如果受体是阴性，则不需要内分泌治疗。

* 乳腺癌手术的同时可进行乳房整形

如果患者不适合保乳手术，全切以后，乳腺外科和整形科的医生会进行乳房整形。手术中乳房整形有不同的方法：第一种，取自己身上一些部位，如背后肌、腹壁上的组织填到乳腺处。第二种，用假体，如硅胶假体，放在胸肌的背后。第三种，如果做保乳切口比较大，会对外形有影响，可以通过塑形的办法，让外观更好看。乳腺癌切除术和乳房整形术的结合，使得许多女性既解除了癌症的困扰，又不影响身体外形，从而提高了患者的生活质量。

* 乳腺癌的致病因素

在1984年夏天，即在杨女士被检查出乳腺癌的前三年，当时40岁的她参加了单位组织的篮球比赛，在投篮的时候，不小心被队友撞了一下，回来后她就发现自己的乳房开始胀痛，在当地医院检查后结果是乳房内长了一个黄豆大小的肿瘤，幸好是良性的，于是做了切除。那么三年前的经历会不会与她患乳腺癌有关呢？

专家提示

很多女性乳腺上经常会摸到一个肿块，但实际上多数情况这个肿块都是良性的，或者通常说是增生，很多增生是生理性的改变，不能完全判断为是病态的，只有某些类型的增生才可能是癌前病变，如不典型增生。病理学上讲，不典型增生介于正常的组织和癌之间。治疗乳腺增生来预防癌症可能不一定完全正确，但是若存在一个肿块，还是应该去医院检查，明确有没有不典型增生。另外，还可能出现乳头溢液的状况，乳头溢液常见的原因是导管内乳头撞流，而导管内乳头撞流其中的某一些类型，也可能是癌前病变，时间长了可能会变成癌。乳头溢液，大多是淡黄色的溢液，这种一般是良性的，也有少数情况是血性的溢液，如果是血性的溢液要特别关注，要去医院进一步检查。

乳腺癌发病原因可能有以下几点：第一，比较明确的病因是长期的激素作用。高脂肪的饮食可能是个不利因素，尤其是在绝经以后的肥胖会增加患乳腺癌的风险。第二，射线，射线不但是导致乳腺癌的因素，也是其他癌症的公认因素。第三，乳腺癌也有一定的遗传因素。如果母亲、姨、姐妹等血缘关系比较近的人中有乳腺癌雌激素的长期刺激是乳腺癌最常见的致病因素，它指的是初潮早、闭经晚的女性，由于雌激素长期在体内的刺激，会增加患乳腺癌的风险。另外，高脂肪的饮食结构也是导致乳腺癌常见的原因之一。

的病史，乳腺癌的发生率会高几倍。第四，女性雌激素是双刃剑。雌激素可以维持正常的生理功能，如果分泌量适中，与其他的激素是平衡的，可能不致病。正常女性十二三岁来月经，50岁左右可能绝经，而有一些女性可能七八岁就来月经，五十五六岁时月经还正常，此时就要警惕，患乳腺癌的风险可能增加。

* 乳腺癌的筛查

筛查是早期发现乳腺癌非常重要的手段，筛查的目的是早期发现、早期诊断，最终实现早期治疗。筛查主要针对高危的人群、有家族史的人群。一般35岁以后就要定期进行检查，年龄在40岁以上，就要每年进行常规的体检。体检的项目包括乳腺的触诊、B超检查，如果怀疑有问题，就要进一步做乳腺的钼靶检查，以便第一时间发现乳腺癌的早期信号。

第五十三章

狙击肿瘤新拐点

讲解人：罗京伟
中国医学科学院肿瘤医院放射治疗科主任医师

* 治疗鼻咽癌首选何种方法?
* 调强放疗是最好的治疗手段吗?

我国鼻咽癌发病率高，占全世界的80%左右，无论男女老幼，均有发生鼻咽癌的可能，国内报道的最小的患者年龄是3岁，也有90岁的老人发生鼻咽癌。鼻咽癌有没有好的治疗方法？如何做到早发现？中国医学科学院肿瘤医院放射治疗科主任医师罗京伟为您解答。

* 鼻咽癌的治疗方法

鼻咽癌与其他肿瘤不同，鼻咽位置特殊，位于咽后方正中央，是一个空腔器官，里面没有特别重要的组织，但它左邻右舍的器官却非常重要，鼻咽腔往上是颅骶、大脑，往前是鼻腔、眼眶，往后是颈椎、脑干和脊髓。因此，鼻咽腔发生肿瘤，特别容易侵犯周围重要器官，引发相关症状。治疗鼻咽癌不能首选外科手术，原因有二：第一，会造成毁容。第二，鼻咽癌的特点决定了手术不可能将所有肿瘤细胞全部切除干净，即便做了切除手术，也需要做根治性的放射治疗。治疗鼻咽癌首选放疗，放射治疗鼻咽癌不仅因为鼻咽癌对放射敏感性高，而且治愈率也比较高。首先，鼻咽癌的常规放疗，需要从两医生指出，鼻咽癌在我国发病率很高，不论男女老幼均有发病的概率。由于鼻咽位置特殊，所以治疗鼻咽癌首选治疗手段是放疗，调强放疗是目前最好的一种放射治疗技术。使用调强放疗技术治疗鼻咽癌，可以有效地对肿瘤本身实施照射，而尽量保护好正常组织器官，这样能使患者得到更好的治疗效果和预后生活质量。

边对病变进行照射，该照射用通俗的话说，有点“敌我不分”，因为肿瘤的放疗需要一个根治剂量，周围的正常组织，比如腮腺、颞颌关节、大脑得到的剂量和肿瘤的剂量差不多，因此，鼻咽癌患者虽然通过常规放疗可以得到救治，但生活质量会大打折扣。另外，还有一种放疗方法叫调强放疗。调强放疗相对于常规放疗更先进，是现在用于治疗鼻咽癌最好的手段。它的出现，是放疗技术的重大发展，实现了对肿瘤的精确放射，而且有效地减少对正常组织器官的放射损伤。放疗过程，首先是制订鼻咽癌的治疗计划，把患者送到螺定位 CT 室，通过高分辨率 CT 扫描来获取图像。然后把数百层 CT 图像通过网络系统传到计划室，医生需要在每一张 CT 图像上勾画需要照射的部位及需要保护的部位，确保不放过每一个肿瘤细胞的同时，对周围的正常组织和器官都要限定尽可能低的剂量。这种调强技术，并非对正常组织毫无伤害，而是它和常规放射技术相比较，能把损伤降到最低。调强技术是一种高精尖的技术，如果患者在治疗的过程中移动，那么就无法给予精确治疗。需要从头、颈、肩、枕位置把患者固定在治疗床上。放疗时，要用面罩进行固定，这样患者在治疗过程中就不可能出现移动，可以保证每次治疗的精确性和重复性。

* 调强放疗需适时调整

由于在治疗过程中，肿瘤靶区、正常组织器官是动态变化的，所以必须摸透它们的变化规律，从而修改治疗计划，更好地提高放疗效果，改善患者生存质量。经医生的临床实践和研究发现，我国鼻咽癌患者在调强放疗的第四到第五周会出现一些规律性的变化，俗称为“拐点”。因为在放疗过程中，患者会出现进食困难，导致面部消瘦，这时面罩就会进行调整。治疗面罩按个人情况定制。如何摸透鼻咽癌的变化规律呢？第一点，观察肿瘤的变化，从刚开始大肿瘤到随着治疗进行肿瘤缩小，治疗计划需调整。第二点，要保护正常组织器官，防止并发症。比如分泌唾液的腮腺，腮腺使人体闻到美味佳肴时唾液分泌变多，如果腮腺受损，患者会出现口腔干燥、牙齿损坏，即龋齿，龋齿的发生会使身体无法保证正常的饮食，并且坏牙继续发展可能导致颌骨的坏死。

医生指出，经研究发现，肿瘤、正常组织器官、身体外轮廓的变化是调强放疗过程中的重要拐点。出现这三方面的变化，治疗计划就要做出相应的改变，这样有利于准确地杀死肿瘤，保护正常组织器官，达到最佳治疗效果。

* 鼻咽癌的症状

鼻咽癌有七大症状、三大体征。七大症状是回吸性血涕、鼻塞、耳鸣、耳聋、头痛、面麻、复视；三大体征是鼻咽部新生物、颈部淋巴结肿大、颅神经出现一支或多支的麻痹。耳鸣、耳闷、听力下降是鼻咽癌早期症状，也是耳部症状。患者耳鸣、耳闷到医院检查，结果是中耳积液，这也是鼻咽癌的早期信号，如果不加以重视，往往会误诊为中耳炎或神经性耳鸣，中耳炎和神经性耳鸣引发的耳鸣、耳闷是暂时性的，鼻咽癌引起的相关症状是持续性的，中间可能出现好转，但总体趋势越来越重，并且会出现其他鼻咽癌的症状。回吸性血涕是鼻咽癌的典型症状。回吸性血涕往往发生在早上起床时，很多人都有这样的习惯，吸一下吐口痰，结果发现痰里带有血丝。患者如果出现回吸性血涕，一定要及时到医院去就诊。突然打鼾需警惕鼻咽癌，打鼾不在七大症状之列，但是打鼾时，气流通过鼻咽腔被肿瘤挡住，因此，当气道变狭窄时，自然会出现一种鼾声，当患者在一直不打鼾的情况下，突然出现了打鼾的症状，而且在观察

医生特别提醒大家：第一，回吸性血涕是鼻咽癌的典型症状，需要警惕。第二，鼻咽癌还会出现听力下降、耳闷、耳鸣等耳部症状。第三，鼻炎和鼻咽癌没有特殊关系，但是鼻咽癌会出现鼻塞、打鼾等症状。第四，颈部淋巴结转移是鼻咽癌的显著特征，鼻咽癌淋巴转移往往出现在耳朵下部和后颈部，需要大家重视。

期间又出现了其他鼻咽癌的症状，一定要注意到医院检查。鼻咽癌有一个显著的特点是，特别容易发生颈部淋巴结转移。在就诊的患者中，发生颈部淋巴结转移的患者占到 70% ～ 80%。鼻咽癌淋巴转移有特点，多发于耳下颈后，如果出现面麻、复视、张口困难、头疼等症状往往代表病变已经到了晚期。

第五十四章

扫除食管中的“影患”

讲解人：王铸
中国医学科学院肿瘤医院影像诊断科主任医师

* 怎样预防食管癌？
*X 线钡餐造影是诊断食管癌的首选吗？
* 精确分期对肿瘤治疗有何重要性？

食管癌在我国的发病率非常高，我国某些地区发病率甚至远远高于欧美国家，并且死亡率排在各种恶性肿瘤的前四位。控制和治疗食管癌最有效的办法，是要做到早发现、早诊断和早治疗。食管癌有哪些症状？又该如何准确检查？中国医学科学院肿瘤医院影像诊断科主任医师王铸为您解答。

* 食管癌的症状

65 岁的张先生身体一向很健康，可就在最近一个月，一种奇怪的现象总频繁出现在他身上。张先生发现在他吃饭时，经常会出现下咽困难，有时还能把自己噎住。难以忍受的张先生决定到医院检查。医生根据他所描述的症状，给张先生进行了 X 线钡餐造影检查。通过造影检查，医生诊断他患上了食管癌。这让张先生在吃惊的同时倍感疑惑，只出现吞咽困难的症状，就意味着是患上了食管癌吗？

食管癌在我国发病率很高，当出现吞咽困难以及胸骨后烧灼感、胸骨后刺痛感、胸闷、咽部发紧等症状，就要高度警惕食管癌的发生，并及时到医院进行检查。

专家提示

吃东西噎，即常说的吞咽困难，是食管癌特别重要的临床表现。在食管癌发生的早期，可能出现胸骨后烧灼感、胸骨后轻微刺痛感、由于食物通过缓慢滞留造成的哽咽感和异物感等情况。胸部发闷、咽部发紧都是食管癌的早期症状。食管癌的早期症状往往十分隐匿，不被人重视。随着病情的发展，症状进一步地加重，进食固体食物有吞咽困难的感觉，逐步发展到吞咽液体食物的时候也有吞咽困难的症状。食管癌早期症状极易被忽视，延误就诊时间。若症状发展到液体食物吞咽困难时再就诊，往往癌症已经到了中晚期。

* 食管癌的检查

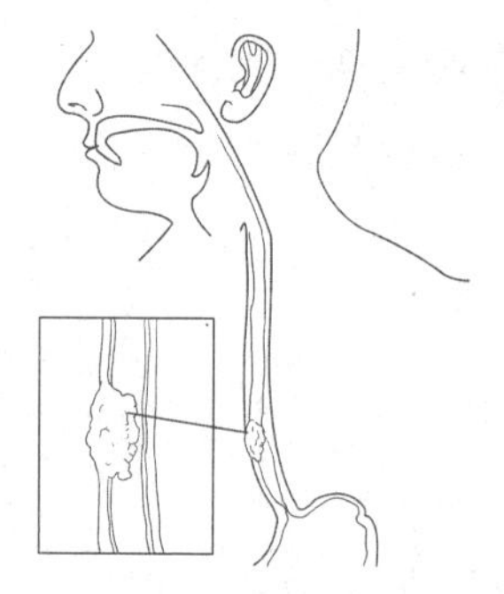

影像学检查对食管癌诊断非常关键。单纯靠体格检查询问病史或者化验，很难对食管癌进行明确诊断，而影像学检查和食管镜检查可以明确发现病变。到医院做食管癌的检查，食管钡餐造影是首选的检查方法。

1. X线钡餐造影检查

自1895年德国物理学家伦琴首次发现X线以来，医学发展出现了革命性的变化。借助X线，医生可以直接观察到人体内部的组织和器官发生病变的情况。但由于食管和心脏在人体内部离得很近，在X线下无法清晰分辨，于是才发明了X线钡餐造影检查。检查时首先要求患者喝下一种特殊的钡剂，在进行X线照射时，医生就可以清晰地观察到食管的形态、轮廓、蠕动、收缩及病变的情况。X线钡餐造影是X线穿透人体之后，根据人体密度不同形成的影像，如果人体密度高，比如骨骼透过X线少，成像时呈白色，而肺部大都是空气组织，透过X线成像多为黑色。通过颜色区别，可以鉴别组织内部密度不同，这是X线成像原理。人体内很多组织密度是相近的。比如食管和心脏比邻，两者密度非常接近，需要借助一种能够增加二者密度反差的物质，即造影剂，食管造影采用的造影剂是医用的硫酸钡，它对人体没有任何毒副作用，不会被人体吸收，它起到的作用是增加对比度。患者吞服造影剂之后，就可以使食管充分地显影，与周围组织产生反差，进而明确观察到食管病变的情况。正常食管钡餐造影的X线摄影结果中，食管管壁非常光滑、连续，比较柔软，食管管腔能够充分扩张。发生食管癌，食管管壁有明显的破坏、不连续，发生了中断，或存在软组织肿瘤。由于肿瘤侵犯食管全周，造成食管狭窄，钡剂通过严重受阻，病变上段有大量造影剂存留在食管管腔内，X线摄影结果上即刻就有病变的造影表现，非常直观。80%～90%食管癌患者通过X线钡餐造影检查可获得明确诊断，但食管X线钡餐造影检查往往不容易发现早期非常微小的病变。

X线钡餐造影检查是诊断食管癌的首选，患者喝下一种特殊无害的钡剂，再进行X线照射，就可以诊断是否存在病变。但是这种检查方式对于判断肿瘤的大小和位置却有一定的局限，不易发现早期非常微小的病变。

2.CT检查

在被诊断为食管癌之后，张先生又在医生的安排下，立即进行了CT检查。但是他却非常疑惑，不是都已经通过X线钡餐造影确诊了食管癌吗？为什么还要进行CT检查呢？CT检查对判断张先生的食管癌的程度，又起到了什么作用呢？

专家提示

如果在食管造影时，发现了食管有异常或者病变，接下来需要进一步做CT检查。食管是中空性的器官，不但要看它腔内病变的情况，同时还要看它腔外病变发生的情况，需要把食管钡餐造影和CT结合起来，才能全面地观察到肿瘤病变的情况。X线摄影将人体30厘米或者40厘米的厚度压缩到一层图像上观察，结果就会有很多的组织相互重叠，造成部分组织的观察不清晰，但CT则不同，它可以将人体从横断面切为几毫米的薄层，一层一层地观察。造影是观察管腔内的病变，CT可以发现食管管腔外肿瘤生长的情况以及肿瘤外侵和周围转移的情况。

3. 多种检查互补

制订治疗方案最重要的条件是对肿瘤进行准确的分期。根据多年来的食管癌临床检查、治疗和预后的研究分析，判断淋巴结转移是诊断和分期的难点。通过CT检查、核磁共振、内镜超声、PET-CT检查，判定肿瘤是否发生转移，可以对肿瘤进行分期。肿瘤的精确分期有利于肿瘤的个体化和精细化治疗，从而提高肿瘤治愈率，降低死亡率。肿瘤精确的分期包括淋巴结转移的判定，淋巴结是否转移直接涉及是否选择手术或放弃手术选择其他治疗。采用多种影像学检查手段互补，增加对淋巴结转移判断的诊断信息，提高准确性。食管癌的转移分为三种：第一种是肿瘤直接蔓延到周围的组织器官。第二种是淋巴转移，人体内遍布像血管一样的淋巴网络，在这些网络之间有类似汽车站、地铁站一样的站点——淋巴结。肿瘤沿着淋巴管转移到淋巴结，导致淋巴结发生肿大。第三种是血行转移，肿瘤细胞落到血管里，顺着血流向全身各处游走，假如肿瘤细胞落在某一个脏器中并生长，就会造成该脏器的血行转移。因此，发现肿瘤转移需要多种影像学检查的综合运用。

医生指出，联合采用X线钡餐造影检查、CT、核磁共振、PET-CT和内镜超声等影像学手段，可以对食管癌的淋巴结转移分期做出明确的判断。从而可以制订最准确的治疗方案，有效降低食管癌的死亡率。

第五十五章

健康从“腺”在开始

讲解人：高维生、李小毅

高维生　中国医学科学院北京协和医院基本外科主任医师

李小毅　中国医学科学院北京协和医院基本外科副主任医师

* 甲状腺结节能摸到吗？
* 诊断甲状腺结节的最重要手段是什么？
* 出现甲状腺结节一定要切除吗？

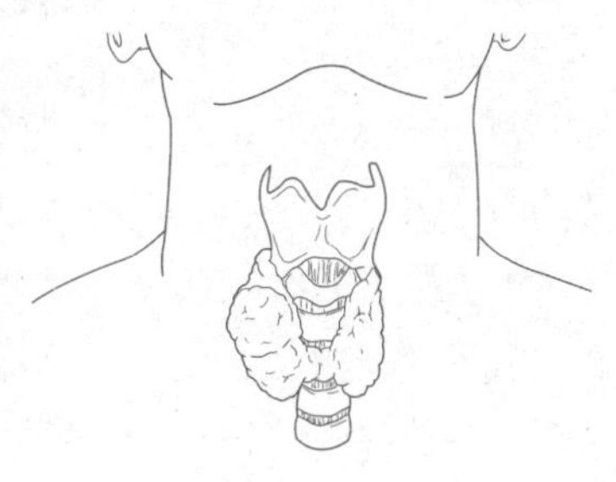

近几年来，甲状腺疾病的发病率有超越糖尿病的趋势，除了上升速度快之外，恶性甲状腺疾病也逐渐高发。如何通过检查结果，判断甲状腺结节是良性还是恶性？甲状腺检查出结节是否都需要做手术？中国医学科学院北京协和医院基本外科主任医师高维生、副主任医师李小毅为您一一解答。

*2厘米以上的甲状腺结节可以摸到

2002年魏女士体检的时候，查出甲状腺有结节。她觉得自己没有任何不舒服的感觉，仅仅是有个疙瘩应该没什么大事儿。过了一年再次体检的时候，魏女士又一次被医生告知甲状腺有结节，同样这次也没有引起她的重视。

专家提示

甲状腺在颈部的前面，气管的两侧，一般情况下2厘米以上的甲状腺结节都可以通过触诊摸到。检查甲状腺可以让被查者坐直、挺胸，然后目光平视，检查者用两只手的食指和中指摸到气管的两侧，上下移动，在摸不清楚的情况下，可以让被查者喝半口水或做一个吞咽动作，甲状腺会跟随吞咽上下活动，结节就能凸显出来。

* B 超是诊断甲状腺结节的重要手段

2009年的时候，魏女士退休了，这时她想到去医院看看，把脖子上的疙瘩做手术切掉。到了医院，医生给魏女士做了血液和B超检查，结果出来血液检查正常，但是B超显示，魏女士右侧甲状腺有多发结节，另外B超报告上还写了一些有关“血流”、“淋巴”的字眼。

专家提示

如果B超发现结节不规则，边缘模糊，有钙化点，一般要高度怀疑是恶性肿瘤。

一般的B超报告主要描述腺体的大小，对大多数患者来说腺体的大小都是正常的，其次会提示检查者腺体里有没有异常的回声。所谓异常的回声，实际上指有没有结节，这种回声可以分为高、中、低回声，对于中、低回声的结节我们更需要注意。因为高回声的结节多数情况下是良性的病变。报告还会显示异常回声的个数，回声边界是否清楚，形状是否规则，回声里是否有钙化及血流是否丰富，这些可以帮助医生诊断结节是恶性还是良性。

报告还会提示淋巴结的情况，在正常人的颈部，大概有150～300个淋巴结，即所有的人去做检查都可以发现淋巴结，所以不是说B超可以看到淋巴结，淋巴结就有问题。

* 女性比男性更易患甲状腺疾病

女性更容易患甲状腺疾病，而且长甲状腺结节、患癌的比例较男性也更高，应该注意检查。另外，无论是单发结节还是多发结节，危险程度没有明显差异。

* 出现甲状腺结节是否一定要切除

采用手术治疗有三种情况：第一，怀疑是恶性结节的需要做手术。第二，结节很大，鼓在表面影响美观，患者要求手术。第三，有压迫症状，一些结节长大以后会压迫气管，甚至有可能会压迫喉返神经造成声音嘶哑。

* 甲状腺乳头状结节发展缓慢

最终，魏女士被确诊患上了甲状腺癌，她一直都后悔自己没有及时到医院治疗。她想，自己是 2002 年发现甲状腺结节，假设甲状腺结节是那年患上的，有没有可能 7 年的时间，让她从一个良性甲状腺结节被耽误成了恶性甲状腺结节呢？

如果检查出患有甲状腺结节，医生会根据 B 超等检查结果，初步判断是良性还是恶性，从而考虑是否手术。

专家提示

根据医生诊断，魏女士的结节一开始就是恶性的，这种肿瘤特点之一是发展比较慢。虽然发展缓慢，但是时间久了它可以侵犯到喉、气管、神经和颈部的血管。另外，它还可以转移到颈部的淋巴结、肺、骨头甚至还有的可以转移到胸膜，非常危险。

甲状腺癌分四种类型：第一种是乳头状癌，临床发病率最高；第二种是滤泡状癌；第三种是髓样癌；第四种是未分化癌。前两种被统一称为分化型甲状腺癌。对于甲状腺癌，临床中最常面对、治疗的是分化型甲状腺癌，即乳头状癌和滤泡状癌。魏女士患上的是临床上最常见的乳头状癌。

* 治疗恶性甲状腺结节的方法

恶性甲状腺结节的治疗有三种方式，同时需要三种方式综合治疗。第一，手术治疗，手术切除病变部位。第二，碘 -131 治疗，属于手术后的辅助治疗和巩固治疗。有一部分患者，做完手术以后，需要进行该治疗。第三，药物治疗，药物治疗一方面可以代替被切除的甲状腺的功能，另一方面可以抑制肿瘤的生长。

* 恶性甲状腺肿瘤会选择甲状腺全切

魏女士的甲状腺结节长在喉返神经的附近，并且已经发生了黏连，如果不手术继续耽误下去，可能会无法发声。2009 年 5 月 4 日魏女士做了甲状腺全切，加颈部淋巴结清扫术及喉返神经修复术。

专家提示

如果是甲状腺乳头状癌、滤泡状癌或髓样癌，建议全部切除。但是对于单发的乳头状癌或者是滤泡状癌，如果结节在 1 厘米以内，而且属于低危的患者，也可以考虑单侧腺叶的切除，但是对于绝大多数患者来讲，还是要全切。全切的目的，第一，避免肿瘤的残留；第二，全切以后，给碘 -131 治疗提供机会。